ADOLESCÊNCIAS TRANS
NARRATIVAS DE DIVERSIDADE, ACOLHIMENTO E EXCLUSÃO

Editora Appris Ltda.
1.ª Edição - Copyright© 2025 dos autores
Direitos de Edição Reservados à Editora Appris Ltda.

Nenhuma parte desta obra poderá ser utilizada indevidamente, sem estar de acordo com a Lei nº 9.610/98. Se incorreções forem encontradas, serão de exclusiva responsabilidade de seus organizadores. Foi realizado o Depósito Legal na Fundação Biblioteca Nacional, de acordo com as Leis nos 10.994, de 14/12/2004, e 12.192, de 14/01/2010.

Catalogação na Fonte
Elaborado por: Dayanne Leal Souza
Bibliotecária CRB 9/2162

M917a
2025
	Mota, Vinícius
	   Adolescências trans: narrativas de diversidade, acolhimento e exclusão / Vinícius Mota. – 1. ed. – Curitiba: Appris, 2025.
	   117 p. ; 21 cm. – (Educação e direitos humanos: diversidade de gênero, sexual e étnico-racial).
	
	   Inclui bibliografia.
	   ISBN 978-65-250-7802-1
	
	   1. Pessoas transgênero. 2. Adolescentes – Narrativas pessoais. 3. Transexualidade. 4. Escolas. 5. Exclusão social. I. Título. II. Série.
	
	                                                               CDD – 306.768

Livro de acordo com a normalização técnica da ABNT

Appris
editorial

Editora e Livraria Appris Ltda.
Av. Manoel Ribas, 2265 – Mercês
Curitiba/PR – CEP: 80810-002
Tel. (41) 3156 - 4731
www.editoraappris.com.br

Printed in Brazil
Impresso no Brasil

Vinícius Mota

ADOLESCÊNCIAS TRANS
NARRATIVAS DE DIVERSIDADE, ACOLHIMENTO
E EXCLUSÃO

Appris
editora

Curitiba, PR
2025

FICHA TÉCNICA

EDITORIAL
Augusto Coelho
Sara C. de Andrade Coelho

COMITÊ EDITORIAL E CONSULTORIAS
Ana El Achkar (Universo/RJ)
Andréa Barbosa Gouveia (UFPR)
Antonio Evangelista de Souza Netto (PUC-SP)
Belinda Cunha (UFPB)
Délton Winter de Carvalho (FMP)
Edson da Silva (UFVJM)
Eliete Correia dos Santos (UEPB)
Erineu Foerste (Ufes)
Fabiano Santos (UERJ-IESP)
Francinete Fernandes de Sousa (UEPB)
Francisco Carlos Duarte (PUCPR)
Francisco de Assis (Fiam-Faam-SP-Brasil)
Gláucia Figueiredo (UNIPAMPA/ UDELAR)
Jacques de Lima Ferreira (UNOESC)
Jean Carlos Gonçalves (UFPR)
José Wálter Nunes (UnB)
Junia de Vilhena (PUC-RIO)
Lucas Mesquita (UNILA)
Márcia Gonçalves (Unitau)
Maria Margarida de Andrade (Umack)
Marilda A. Behrens (PUCPR)
Marília Andrade Torales Campos (UFPR)
Marli C. de Andrade
Patrícia L. Torres (PUCPR)
Paula Costa Mosca Macedo (UNIFESP)
Ramon Blanco (UNILA)
Roberta Ecleide Kelly (NEPE)
Roque Ismael da Costa Güllich (UFFS)
Sergio Gomes (UFRJ)
Tiago Gagliano Pinto Alberto (PUCPR)
Toni Reis (UP)
Valdomiro de Oliveira (UFPR)

SUPERVISORA EDITORIAL
Renata C. Lopes

PRODUÇÃO EDITORIAL
Sabrina Costa

REVISÃO
Bruna Fernanda Martins

DIAGRAMAÇÃO
Amélia Lopes

CAPA
Lucielli Trevisan

REVISÃO DE PROVA
Ana Castro

COMITÊ CIENTÍFICO DA COLEÇÃO EDUCAÇÃO E DIREITOS HUMANOS: DIVERSIDADE DE GÊNERO, SEXUAL E ÉTNICO-RACIAL

DIREÇÃO CIENTÍFICA
Toni Reis

CONSULTORES
Daniel Manzoni (UFOP)
Belidson Dias (UBC Canadá)
Jaqueline Jesus (UNB)
Leonardo Lemos (Unicamp)
Wanderson Flor do Nascimento (UNB)
Marie Lissette (The American)
Guilherme Gomes (PUCRS)
Cleusa Silva (Unicamp)
Sérgio Junqueira
(Univ. Pontifícia Salesiana-Roma-Italia)
Alexandre Ferrari (UFF)
Araci Asinelli (UFPR)
Fabio Figueiredo (PUCMG)
Grazielle Tagliamento (USP)
Magda Chinaglia (Unicamp)
Miguel Gomes Filho (Faed-UFGD)
Tereza Cristina (UFBA)
Jucimeri Silveira (PUC-SP)
Marcelo Victor (UFMS)
Cristina Camara (IFCS/UFRJ)
Vera Marques (Unisinos)
Antonio Pádua (UFRJ)
Lindamir Casagrande (UTFPR)
Mario Bernardo (UFRJ)
Helena Queiroz
(Universidade de La Empresa-Montevidéu)
Moisés Lopes (UNB)
Marco José de Oliveira Duarte (UERJ)
Marcio Jose Ornat (UEPG)

Transvestir o mundo é necessário
Transformar a educação é um caminho
Transvestilizar a sociedade cheia de espinhos
Transparecer que existimos e sentimos
Transgredir as normas do CIStema
Transpassar novos caminhos encruzas
Transvestir novos imaginários sentidos
Transformar as narrativas duras
Transportar saberes trans
Transvestidos os céus de cor

(Djankaw Kilombola, 2023)

AGRADECIMENTOS

Agô! Laroyê!

Agradeço e peço licença à minha ancestralidade, às que viveram antes de mim, às que hoje se fazem presentes e parte deste projeto e às que virão. Saúdo a memória da minha mãe, Emília, e minha avó, Maria, e também agradeço por todas as outras mulheres que fizeram e as que ainda fazem com que minha vida tenha sentido.

Este projeto nasceu por meio de muitas mãos, mães e pais. Não poderia deixar de agradecer muito especialmente a todas as mães e pais de crianças e adolescentes trans, que, por meio dos seus afetos, me capacitaram profissionalmente e afetivamente. Se, em algum momento, eu pensei em desistir, e foram vários, foi pelos filhos, filhas e filhes de cada uma e cada um de vocês que eu mantive a força para continuar.

Nada disso seria possível se não fossem eles, elas, elus: meus (minhas/es) queridos (as/es) adolescentes que, de forma tão brilhante, toparam participar dos nossos encontros, sem vocês nada disso seria possível. Obrigado pela confiança, pela entrega, pelo aprendizado e por fazerem comigo este trabalho. Ficou marcado de muitas formas. Este trabalho escrito é a concretização e um pedaço muito pequeno do que vivemos e sentimos em sete encontros presenciais.

Estar aqui hoje é fruto do incansável trabalho de uma orientadora educacional no ensino médio. Quando ninguém mais da escola acreditava, ela nunca desistiu. Por tantos caminhos, tantas formas, ela conseguiu me acessar por meio de um simples gesto feito em Libras. Agradeço à Dona Elila, apenas meu muito obrigado.

Agradeço e dedico este trabalho a todas as travestis, mulheres trans, homens trans, trans masculinos, pessoas não binárias e a multiplicidade T com quem me encontrei nas encruzilhadas acadêmicas e da vida. Às pesquisadoras Leticia Nascimento, Viviane Vergueiro, Dod Leal, Megg Raiara, Jaqueline Gomes de Jesus, Sofia

Favero. Às amigas e aos amigos Lucci Laporta, Ludimila Santiago, Paula Sousa, Ernesto Nunes, Rafaelly Wiest, Thalessa Araújo. Em memória de Dandara.

Não menos importante, à brilhante e grande inspiração que carrego já há alguns anos, minha orientadora e amiga Tatiana Yokoy, que me acolheu para que juntes pudéssemos desbravar as trilhas deste trabalho, me encorajando, acreditando no meu potencial e me ensinando muito.

Por fim, com conhecimento dos meus privilégios e toda minha construção cisgênera, assumo completo compromisso na condição de aliado para que a travesti, militante, Keila Simpson tenha sempre razão ao dizer que "nossa maior vingança é ficarmos velhas".

Às mulheres que marcaram minha vida.

PREFÁCIO

Há futuro para juventudes trans plurais?

Vinícius Mota realiza uma escrita sobre sua experiência profissional como psicólogo escolar e apresenta desafios contemporâneos, dentre eles, a síndrome da única pessoa trans no espaço, que dá impulso a muitos dos adolescentes à busca por pares e comunidade. Em *Adolescências trans: narrativas de diversidade, acolhimento e exclusão*, o autor provoca a abertura de caminhos e abordagens socioculturais, a experiência coletiva e o conflito com as normas escolares frente a temas como os marcadores sociais da diferença; gênero, sexualidade e raça.

Percorrendo áreas cinzentas, Mota transita por temas obtidos por meio de um grupo que acompanhou, e embarca ao seu lado em aventuras abertas, inconclusas e que continuam atuando, mesmo após sua finalização, visto o caráter contínuo da vida e das ferramentas psíquicas que se dão no jogo do encontro. Mas como falar de narrativas juvenis? Estive recentemente presa a essa pergunta, enquanto organizava uma Ball (como são chamados os eventos de Ballroom, cultura norte-americana que mistura dança, performance e música) voltada para crianças, e a recepção não poderia ter sido pior. Falar da juventude só é possível, sem riscos, caso falemos da juventude cis e heterossexual. As outras juventudes são comumente marcadas como promíscuas, prejudiciais e mórbidas. Esse duelo de representações não é fácil de ser encarado.

Por propor um espaço de socialização entre jovens, em que pudessem "fechar", "tampar" e "lacrar", algumas pessoas receberam aquilo como o sinal do fim dos tempos. Algum tipo de prejuízo à mente das crianças. Nossa aposta era bem simples, na verdade. Brasília, uma cidade que tem sido palco de disputas intensas no que se refere à infância e à juventude, também é cenário para a beleza de narrativas juvenis que desafiam predicados normativos. É desafiador associar diversidade à juventude. Ser uma criança ou adolescente diverso no Brasil é um desafio constante. Na política contemporânea, está aberta a temporada de caça à diversidade infantil e às suas supostas ameaças. "Deixem as crianças em paz", dizem conservadores, religiosos e feministas radicais, sem que fique claro que tipo de paz é essa e por que essa paz é melhor do que outras. E você? Deixaria uma criança em paz dentro de uma casa pegando fogo?

É muito difícil falar de transição, ainda mais essas que são tomadas como precoces, porque isso aciona uma série de ansiedades culturais. Alguns dizem que não há isso na natureza. Outros dizem que não há espaço para elas no paraíso. Ser um jovem diverso é ser automaticamente acusado de perder a inocência e a cidadania. Crianças, então, pior ainda. São muito mais censuradas. "Crianças assim não existem, e as que existem somente assim o fazem porque alguém as influenciou", garante o beco-sem-saída do pensamento antitrans. "Não há como mudar a biologia", "Você vai morrer com os mesmos cromossomos", acusam, agridem e sufocam as utopias queer. É um disse-me-disse. Dizem que a biologia diz que isso não existe. Mas por outro lado, isso existe, né? Independentemente disso, o que fazer com elas? A dizer, bom, e se um dia a biologia disser que não existe diversidade, que foi tudo uma deturpação ideológica, ainda assim, o que faríamos com todas essas crianças? Elas são jogadas fora? Crianças não cabem em uma explicação científica, nem dependem da Biologia para poder existir.

Nesse sentido, o autor aponta para a carência de estudos e ferramentas que versem sobre a vida escolar da juventude trans, comumente atrelados a olhares adultocêntricos e cisnormativos. Conversa com estudos importantes do campo. Aborda disputas pela retirada de termos ditos impróprios por entidades conservadoras, geralmente associadas à extrema-direita, que querem silenciar o debate sobre sexualidade, identidade sexual e de gênero. Convém destacar, aqui, que não se trata de uma sexualidade genital, mas de algo que é de outra ordem, da experiência humana. Nas ciências psi, sexo não é só prática, é desejo/potência/criação/morte/encerramento. A expressão de si, a maneira como o reconhecimento social acontece, nada disso é menos dramático. Fala, ainda, sobre com quem adolescentes podem contar, quais professores, coordenadores, diretores, e muitas vezes quais gambiarras acontecem para que tenham acesso pleno ao espaço escolar. Questionam a lógica do "cada um por si" ou "nós por nós", passando a afirmar um eu+coletivo, que se agrupa por uma agenda da cidadania.

Sua pesquisa questiona pressupostos universalizantes, que perpassam transfobia, uso do nome social, relacionamentos familiares, afetivos, disforia e contato social. Desnaturalizar sem querer mostrar a verdadeira verdade, e sim pensar vozes juvenis que se integram, despedaçam, distanciam, reencontram. Investe na construção de espaços coletivos, pois a juventude trans tem uma espécie de agoridade, de um aqui-e-agora, viver o presente. Se é algo efêmero, por que falamos em juventudes trans? Muitas travestis crescem sem ter nenhum tipo de rede e apoio, por sofrerem muita hostilidade no ambiente familiar, o que leva muitas ao abandono e, logo, à compulsoriedade da prostituição, ainda na adolescência. Apesar de vítimas, são muitas vezes culpabilizadas pelo modo que vivem, e tentam ser escondidas, marginalizadas, silenciadas. A classe média brasileira considera insuportável dividir espaços com uma população marcada por tantos estigmas. Visibilidade trans é sobre enfrentar a culpa e a vergonha. Existir não é um crime. Quem resiste à diversidade está dizendo que quer que pessoas LGBTS vivam em guetos, que vivam vidas precárias.

Falar em juventudes trans, gostaria de encerrar, é o reconhecimento de um dano. Queremos acesso ainda ao básico, lembra o relatório de 2025 da ANTRA. Queremos acesso garantido ao banheiro, ações afirmativas no CNU, um documento RG que não seja transfóbico, a produção de políticas de saúde, como o Paes POP trans, e a produção de dados sobre a população LGBT (IBGE,

Justiça e Segurança Pública). Queremos adolescências trans invisíveis ou tendo direito à cidade? Criar futuros para sobreviver ao presente, e fazer acontecer a realidade distante e surrealista que acreditamos. Sem esquecer a esperança transfeminista e o poder das utopias queer, como lembra o manifesto acadêmico e político de Vinícius: Temos garra! Queremos vida.

Sofia Favero

Doutora em Psicologia Social e Institucional pela Universidade Federal do Rio Grande do Sul (UFRGS) e integrante da Associação e Movimento Sergipano de Transexuais e Travestis

APRESENTAÇÃO

Este livro aborda as narrativas de adolescentes que se autodeclaram trans de escolas públicas do Distrito Federal (DF), discutindo a diversidade de suas experiências, bem como o acolhimento e as exclusões no ambiente escolar e nos demais espaços que convivem.

É fruto de uma pesquisa de Mestrado dentro do Programa de Pós-Graduação em Políticas Públicas, Infância e Juventude da UNB e teve como objetivo levantar narrativas juvenis sobre como a realidade escolar vivenciada por estudantes adolescentes trans na rede pública do DF interfere nas suas significações sobre a escola e sobre si mesmos(as/es), considerando a garantia de direitos de adolescentes.

Para isso, partimos de perspectivas socioculturais de desenvolvimento humano e adolescências; das normativas escolares vinculadas a questões de gênero, contextualizadas na atual conjuntura sociopolítica do país; e de estudos críticos que abordam a experiência subjetiva da transexualidade na adolescência.

Verificamos que permanece uma lacuna de estudos feitos com crianças e adolescentes trans sobre sua vida acadêmica, que sigam um delineamento genuinamente participativo e não adultocêntrico, e que ofertem um contexto seguro para que essas pessoas possam se expressar de modo significativo. Seguimos caminhos qualitativos para investigar as narrativas dos(as/es) participantes sobre suas experiências escolares, de modo participativo. Foi realizado um grupo com adolescentes trans que estudam na rede pública do DF, em que todas as etapas foram coconstruídas entre pesquisador e participantes da pesquisa, de modo a estimular o protagonismo e a participação ativa dos(as/es) adolescentes e a expressão significativa de narrativas juvenis sobre suas vivências escolares.

Verificamos que não há um mapeamento oficial das instituições educacionais da rede pública do DF que tenham em seu quadro de estudantes trans e que não há dados sistematizados no Censo Escolar do Ministério da Educação sobre quantos estudantes fazem uso de nome social nas escolas brasileiras.

Constamos também que adolescentes trans constroem significações diversas sobre si mesmos(as/es), que são fortemente canalizadas culturalmente pelas relações que estabelecem com sua família, sua comunidade e suas escolas. Os participantes se significam como estudantes inteligentes, bem-sucedidos(as/es), críticos(as/es) e como pessoas que sofrem negligências nas escolas. Sentem-se pressionados(as/es) a terem notas maiores que estudantes cis e a adequar sua expressão de gênero a padrões cis-heteronormativos.

Narraram serem alvos de processos de hipersexualização e fetichização por serem pessoas trans e destacaram que isso se manifesta de forma mais intensa nos relacionamentos amorosos de mulheres trans com homens cisgêneros, em que enfrentam tanto a misoginia quanto a transfobia.

O grupo construiu diversas sugestões que podem auxiliar o ambiente escolar a se tornar mais inclusivo e acolhedor para estudantes trans, direcionadas a toda a comunidade escolar, incluindo: uso do nome social e banheiro de preferência do(a/e) estudante trans; relações pedagógicas de qualidade; atividades escolares que oportunizem a visibilidade de pessoas trans; combate à transfobia no cotidiano escolar; e formação permanente de educadores. Essas sugestões podem subsidiar práticas educativas inclusivas, diversas e que promovam o desenvolvimento de todas, todos e todes es estudantes do Brasil.

UM BREVE RELATO

A adolescência é muitas vezes dita como a melhor fase da sua vida. O ambiente escolar se torna um lugar acolhedor com amigos e experiências para se formar como indivíduo, no livro "Adolescências Trans" somos apresentados a uma extensa pesquisa de como esse cenário é irrealista para um adolescente trans. Contando com entrevistas e reflexões com adolescentes trans nas escolas públicas do DF vemos que a educação brasileira passa longe de ser acolhedora. Adolescentes trans devem ter mais apoio e respeito nas instituições que passam anos de suas vidas, a educação contra a transfobia deve acontecer desde cedo para permitir a adolescência trans ser mais que medo e desconforto.

Andre Ricardo Correa Lazzarini

LISTA DE SIGLAS E ABREVIATURAS

Abrinq — Associação Brasileira dos Fabricantes de Brinquedos

Amtigos — Ambulatório Transdisciplinar de Identidade de Gênero e Orientação Sexual

Antra — Associação Nacional de Travestis e Transexuais

BNCC — Base Nacional Comum Curricular

CEP/CHS — Comitê de Ética e Pesquisa em Ciências Humanas e Sociais – UNB

CF — Constituição Federal

CFP — Conselho Federal de Psicologia

CID — Classificação Estatística Internacional de Doenças e Problemas de Saúde

CNN — Cable News Network (Rede de Notícias a Cabo)

DF — Distrito Federal

ECA — Estatuto da Criança e do Adolescente

FNDE — Fundo Nacional de Desenvolvimento da Educação

LDB — Lei de Diretrizes Básicas

LGBTQIAPN+ — Lésbicas, Gays, Bissexuais, Travestis, Transexuais, Transgêneros, Intersexos, Assexuais

MEC — Ministério da Educação

PCN — Parâmetros Curriculares Nacionais

PNE — Plano Nacional de Educação

Secadi — Secretaria de Educação Continuada, Alfabetização, Diversidade e Inclusão

SEEDF — Secretaria de Estado e Educação do Distrito Federal

Tale — Termo de Assentimento Livre e Esclarecido

TCLE — Termo de Consentimento Livre e Esclarecido

Unicef — Fundo das Nações Unidas

SUMÁRIO

1
ABRINDO CAMINHOS: DIVERSIDADES E ADOLESCÊNCIAS..........23

2
UMA GIRA LITERÁRIA...29
2.1 As transformações dos estudos sobre infância e adolescência...............29
2.2 Abordagem sociocultural das adolescências..............................32
2.3 A experiência subjetiva da transexualidade na adolescência 35
2.4 As normativas escolares e as questões de gênero........................ 40

3
CAMINHOS E ENCRUZILHADAS 51
3.1 Pautados pela ética...53
3.2 Construindo as informações 54
   3.2.1 Mapeamento de estudantes e mobilização
   dos(as/es) participantes 54
   3.2.2 Grupo focal..58
3.3 Nossa turma 60
3.4 Materiais e Instrumentos 63
3.5 Analisando 70

4
EGBE AYÊ: VIVÊNCIA EM COMUNIDADE.................................71
4.1 Transfobia escolar, cobranças sociais de passabilidade
e sucesso escolar de estudantes trans...................................76
4.2 Acolhimento e resistências das famílias à transição social
e à transexualidade dos(as/es) adolescentes..............................84
4.3 "O amor não é pras travestis": relacionamentos e afetos 91
4.4 "Nós por nós" com os outros: sugestões para a escola, professores,
professoras, alunas, alunes e alunos 96

5
FECHANDO O XIRÊ 101

REFERÊNCIAS 107

1

ABRINDO CAMINHOS: DIVERSIDADES E ADOLESCÊNCIAS

Vamos construir neste livro narrativas juvenis de adolescentes que estudam na rede pública de ensino do Distrito Federal (DF) e se autodeclaram pessoas trans, travestis e não bináries. Não pretendo chegar a uma definição conceitual definitiva sobre terminologia "trans", que aqui abrange pessoas travestis, transgêneros(as/es) e transexuais. Essas pessoas podem estar em curso no processo de transexualização ou podem já estar transicionados(as/es). O termo "processo de transexualização", conforme discutido por Silva e Oliveira (2015, p. 485),

> [...] consiste no percurso do autorreconhecimento enquanto transexual e na produção da identidade transexual a partir de experiências pessoais. O sufixo ação permite a ideia de movimento e processo, ampliando a noção para além da cirurgia de transformação corporal ou de transgenitalização.

Ao longo do curso da transição de gênero, as pessoas trans acionam recursos diversos, de acordo com suas necessidades e desejos de forma muito individual compreendendo a transição de gênero como algo subjetivo e que diz sobre aquele momento (Favero, 2020a). Esse processo pode, **ou não** envolver mudanças físicas, psicológicas, legais e/ou sociais para viver de acordo com sua identidade de gênero. Pode envolver etapas de autoaceitação e mobilização de rede de apoio afetivo e social; acompanhamento de profissionais especializados(as/es) em cuidados transgênero; algumas pessoas podem optar pela hormonioterapia para surgimento ou diminuição de seios e/ou pelos do corpo; utilização de próteses de silicone; cirurgias de redesignação sexual/transgenitalização; bem como alterações de nome social e pronomes de gênero de preferência[1], aparência física etc.

A transição social de crianças e adolescentes trans (Lins, 2023) é um processo de autorrealização e de escolha individual, que envolve a adoção de roupas, nome social e pronomes que colaboram para que elas(es) sejam apresentadas(es) nas situações sociais de modo adequado à sua identidade. Refere-se à modificação de aspectos externos da vida de uma pessoa trans, sem a necessidade de procedimentos médicos, permitindo que a pessoa seja socialmente reconhecida e tratada de acordo com sua identidade de gênero.

A terminologia LGBTQIAPN+ será adotada para remeter à comunidade composta por pessoas com diversas orientações sexuais, como lésbicas, gays, bissexuais, e com diversas identidades de gênero, como travestis, transexuais, transgêneros(as/es), pessoas intersexos, assexuais. O uso do sinal "+" remete a outras inúmeras possibilidades de se experienciar gênero, sexualidades e identidades, acolhendo a diversidade dentro da diversidade (Barreira; Maia, 2022).

Conseguiríamos responder se os(as) estudantes trans das escolas públicas do Distrito Federal têm encontrado um ambiente escolar acolhedor, de escuta e inclusão? Sabemos como isso tem acontecido? Para isso, constitui um grupo focal composto por adolescentes trans que estudam na rede pública de educação do Distrito Federal. O grupo focal foi conduzido em uma perspectiva qualitativa em forma de pesquisa de mestrado, a partir do olhar da ciência do desenvolvimento contemporânea (Dessen; Costa Júnior, 2008), que reconhece a bidirecionalidade das relações entre sujeito em desenvolvimento e o contexto sociocultural de que participa ativamente.

---

[1] O uso de pronomes de gênero teve início pela língua inglesa, indicando primeiramente o pronome de sujeito e depois o de objeto e é como as pessoas desejam que outras pessoas usem para referir sua identidade de gênero. Usa-se como pronomes de gênero ele/dele, ela/dela, elu/delu.

ADOLESCÊNCIAS TRANS: NARRATIVAS DE DIVERSIDADE, ACOLHIMENTO E EXCLUSÃO

Procuramos refletir sobre como a realidade escolar vivenciada por esses(as) adolescentes canaliza culturalmente significações sobre a escola e sobre si mesmos(as/es). A intencionalidade da obra envolveu discorrer sobre a necessidade de construir intervenções escolares com os(as/es) estudantes trans, que favoreçam seu acolhimento, sua escuta e sua inclusão; de desenvolver formações de toda equipe escolar; bem como de fortalecer políticas públicas que protejam e promovam direitos desses(as) adolescentes, para além da mera garantia de matrícula, de modo que o espaço escolar seja um ambiente acolhedor, inclusivo e livre de transfobia.

Assim, temos como principal justificativa a necessidade de melhor compreender as experiências escolares concretamente vivenciadas por adolescentes trans, considerando que a educação em nosso país é historicamente marcada por vieses adultocêntricos e cisnormativos. Existe um movimento histórico de silenciamento de nossas crianças e adolescentes, interseccionado com suas questões de gênero e sexualidade, o que contribui para processos de marginalização e negligência. Isso contraria o respaldo jurídico, o compromisso ético e a responsabilidade social presentes na doutrina de "proteção integral" do Estatuto da Criança e do Adolescente (ECA) (Brasil, 1990).

Em minha experiência profissional como psicólogo escolar da rede pública de educação no Distrito Federal, tenho recebido diversas crianças e adolescentes trans, que chegam até mim por intermédio de servidores e servidoras da Secretaria de Educação. Muitos(as) desses(as) educadores(as) relatam despreparo e desconhecimento de sua equipe de trabalho para lidar com estudantes trans.

Foi ao receber um primeiro estudante trans que me dei conta também do meu despreparo, da minha formação ineficaz e de que apenas me reconhecer pertencente à população LGBTQIAPN+ não é o bastante para saber lidar com as muitas adversidades enfrentadas por essas pessoas. A necessidade de buscar por mais conhecimentos e de procurar oferecer o melhor do meu trabalho profissional motiva a escrita deste livro, para que todos, todas e todes possam encontrar no ambiente escolar educadores(as/es) qualificados(as/es) para lidar com a diversidade de gênero.

Em contato com alguns estudantes trans pelas escolas onde já trabalhei, pude ouvir relatos de que a escola poderia ser um espaço de exclusão e de discriminação de suas vivências. Ouvi relatos de resistências das equipes pedagógicas em chamá-las(os/es) por seu nome social, apesar de esse direito estar garantido legalmente em âmbito distrital e nacional (Brasil, 2018b, 2023; Distrito Federal, 2010, 2017).

Ainda são escassas as produções acadêmico-científicas brasileiras que enfoquem a relação de adolescentes travestis, transsexuais e transgêneras com o ambiente escolar, especialmente pesquisas desenvolvidas por pesquisadores(as) trans. Alguns estudos que se destacam nessa direção são os de Jaqueline de Jesus (2013), que investigou memórias escolares de pessoas adultas trans; o de Luciana Maria Ribeiro de Oliveira (2018), sobre as vivências, identificações e variações de gênero no período da infância; o de Sofia Faveiro (2020b) sobre crianças trans e a produção de suas infâncias como evidência do gênero e o de Megg Rayara Gomes de Oliveira (2018), sobre trajetórias escolares de pessoas negras da comunidade LGBTQIAPN+. Esta última concluiu, por exemplo, que o uso escolar dos termos "negro" e "homossexual" tem confirmado socialmente a existência branca, cisgênero e heteronormativa, em detrimento das existências da "bixa preta" (Oliveira, M. R. G. de, 2018, p. 171) e de pessoas travestis. Para maior aprofundamento sobre a ressignificação dos termos "bixa preta" trazidos sugiro consultar Oliveira (2018).

Assim, considero de extrema importância a realização de estudos com adolescentes travestis, transexuais e transgêneros(as/es) no ambiente escolar, para que sejam construídos subsídios para que a escola escute e acolha as diferentes adolescências interseccionadas com a diversidade de gênero e questões raciais e sociais. Levanto, juntamente a esses(as) participantes, nesta obra, narrativas juvenis sobre como a realidade escolar vivenciada por estudantes adolescentes trans na rede pública do DF interfere nas suas significações sobre a escola e sobre si mesmos(as/es), considerando a garantia de direitos de adolescentes.

As narrativas juvenis, de acordo com Perondi (2021), são uma proposta de investigação das experiências de jovens inspirada em estudos sociológicos das histórias de vida que têm se expandido para outras áreas das ciências humanas, destacando-se a Educação. Ao longo das construções das narrativas juvenis, os jovens enunciam, refletem e reelaboram as significações sobre suas experiências. Para Perondi (2021), apesar de as narrativas remeterem a experiências individuais, estas trazem relevantes indicadores sobre seu contexto histórico e os papéis e lugares sociais ocupados pelos narradores.

> Narrar é poder expressar a forma como vemos e sentimos o mundo, até porque, nós, seres humanos, somos naturalmente contadores e personagens de histórias individuais/coletivas, e as narrativas podem ser entendidas como a maneira que experienciamos o mundo. A pesquisa com narrativa (auto)biográfica ajuda-nos a perceber a singularidade da vida, contudo a forma como a contamos não é linear ou a-histórica. Cada um de nós, ao longo de nossa existência, esteve/está imerso em papéis e lugares sociais carregados de significados, e, geralmente, a totalidade de uma experiência que é manifestada também vem marcada de sentidos que, por sua vez, potencializam-se como processo de (auto)formação (Souza; Uzêda, 2009, p. 256 *apud* Perondi, 2021, p. 106).

Nessa direção, as narrativas juvenis de adolescentes trans são essenciais para compreender as suas experiências escolares, bem como para compreender o atual contexto sociocultural sobre questões de gênero e inclusão escolar e como este canaliza os processos de desenvolvimento dessas pessoas. O objetivo geral deste livro foi investigar e trazer para esta obra as experiências escolares e as narrativas juvenis de adolescentes trans na rede pública de ensino do DF. Os objetivos específicos foram:

- Mapear instituições educacionais da rede pública do DF que tenham em seu quadro de estudantes travestis, transexuais e transgêneros(as/es);

- Identificar significações construídas por adolescentes trans do DF sobre si mesmos(as/es), canalizadas cultural-mente pelas relações que estabelecem com suas famílias, suas comunidades e suas escolas; e

- Ponderar criticamente sobre processos de inclusão/ exclusão escolar vivenciados por adolescentes trans na rede pública de ensino do DF, de modo a contribuir com subsídios para a formação de educadores e para políticas públicas orientadas a sua proteção integral e sua garantia de direitos.

A seguir, entraremos em uma gira literária, usando da premissa de gira como algo em movimento, possível sempre de mais complementos, interações, contribuições literárias, versando sobre as transformações dos estudos sobre infâncias e adolescências; a abordagem sociocultural das adolescências; a experiência subjetiva da transexualidade na adolescência; e as normativas escolares relacionadas a questões de gênero. Na sequência, apresentamos os caminhos e as encruzas, no sentido de trazer o mapa da trajetória percorrida pelo livro; o resultado como saída; se referindo a uma iniciação, os resultados desta obra como fruto de um recolhimento; suas conclusões ou inconclusões; além de suas referências bibliográficas e anexos.

2

UMA GIRA LITERÁRIA

2.1 As transformações dos estudos sobre infância e adolescência

As construções teóricas sobre infância e adolescência nos séculos XIX e XX caracterizavam o processo de desenvolvimento humano em uma perspectiva progressista, unilinear, normativa e universalizante (Yokoy; Rodrigues, 2021). Também interpretavam esses sujeitos de direitos como seres assexuados, cisgêneros e heterossexuais, conforme criticado por Luciana Maria Ribeiro de Oliveira (2018) e Gonçalves e Franco (2019).

> O desenvolvimento humano era visto, grosso modo, como um processo organizado cientificamente em uma sequência fixa e linear de estágios, com características típicas específicas, e se costumava usar padrões de "normalidade" prescritos socialmente, relacionados a mudanças disparadas por gatilhos biológicos pré-programados, como por exemplo, a puberdade. Nessa direção, a puberdade seria o gatilho que demarcava o início da "fase adolescente", que poderia ser compreendida como uma fase típica do desenvolvimento humano, marcada por características universais e conquistas compartilhadas por todos os adolescentes, no plano psicológico, social e cultural (Cole; Cole, 2004). Predominava uma visão normativa, prescritiva, universalizante e classificatória sobre desenvolvimento, que no transcurso do tempo deixa suas marcas até os dias de hoje (Yokoy; Rodrigues, 2021, p. 9).

No senso comum, ainda hoje, por exemplo, a infância é representada de modo universalizante como uma fase a ser vivida sem preocupações: é ser feliz, é comer bolo de cenoura com calda de chocolates. Porém, basta olhar ao nosso lado para ver que nem toda criança e nem todo adolescente vive nesse paraíso romantizado pelo senso comum. A realidade social e política hoje no Brasil traz aos nossos olhos muitas crianças nascidas e criadas na extrema pobreza, lidando desde muito cedo com a fome, o abandono, as calçadas e marquises de lojas.

Para essas crianças, a "infância" é um lugar mais fantasioso do que real, quando olham outras crianças indo à escola, brincando nas praças, quando desejam os brinquedos das lojas (Frota, 2007). Scliar (1995) propõe uma multiplicidade de infâncias nos tempos de hoje, enfatizando bem a construção histórica da categoria infância e criticando sua leitura universal ou organicista. Para o autor, a concepção de infância de paraíso infantil não é garantida para todas(os/es). Os recentes dados trazidos pelo Fundo das Nações Unidas para a Infância (Unicef, [2023]) nos mostram a multidimensionalidade da pobreza na infância e na adolescência no Brasil. O estudo trouxe evidências do agravamento da extrema pobreza, da insegurança alimentar, do analfabetismo e das desigualdades raciais e regionais. Mais de 60% dos(as) brasileiros(as) de até 17 anos de idade vivem em situação de pobreza no Brasil, ou seja, se desenvolvem em um cenário de privação de renda e de acesso a direitos a educação, saneamento, água, alimentação, proteção contra o trabalho infantil, moradia e informação. Também os indicadores sociais do Cenário da infância e adolescência no Brasil (Fundação Abrinq, 2023) nos indicam que existem no país 10,6 milhões de crianças e adolescentes até 14 anos vivendo em situação de extrema pobreza, o que corresponde a 24,1% da população nessa faixa etária e a um aumento de 38% em relação ao ano de 2020.

A mesma necessidade de revisar a perspectiva normativa e universalizante sobre infância se aplica à construção histórica e sociocultural da categoria "adolescência". Há apenas menos de um século, a adolescência se tornou um tema relevante para estudos científicos; até então, a adolescência era reconhecida apenas como uma faixa etária, não como fato social, como grupo social, nem mesmo como um estado de espírito e um ideal da cultura (Caligaris, 2000).

Yokoy e Rodrigues (2021) analisam os diferentes modos como o conceito de adolescência se transformou ao longo do tempo e em relação a transformações históricas, sociais e culturais. Como conceito científico e fenômeno social, a adolescência ocorre na transição para a Modernidade, a partir da demanda de maior escolarização para o trabalho, advinda da organização social de modo industrial, urbanizado, liberal, individualista e capitalista.

Distante da visão naturalizante que alguns teóricos teceram no passado, ou mesmo se construiu na Psicologia, é necessário entender a adolescência como um processo de construção histórico-cultural específico. No caso de adolescentes brasileiros(as/es) importa refletir sobre as heranças coloniais da escravidão, do racismo e do machismo, por exemplo. A adolescência é uma categoria construída socialmente, conforme as necessidades sociais e econômicas de cada grupo (Frota, 2007). Para essa autora, é mais viável falar de adolescentes que tenham um nome, que façam parte de um grupo cultural e que tenham uma vida concreta, do que uma adolescência ampla, abrangente e universal. A adolescência, assim, deve ser vista como algo que se constrói, se vive, se exercita e se reconstrói dentro de um lugar, uma história, um momento e tempos específicos. Não se trata de uma mera questão de idade, de puberdade, de mudanças físicas, de ritos de passagem ou de uma visão naturalizante e universalizante (Yokoy; Rodrigues, 2021).

Para a visão social-histórica de adolescência, defendida por Aguiar, Bock e Ozella (2001), a adolescência é constituída no seu movimento, ao longo do tempo, pelas suas relações e condições sociais e culturais. Nisso, questões como "quem sou eu?", "o que posso?" e "o que quero?" trazem à tona tensionamentos e diferenciações entre o que se foi, o que se é e o que se gostaria de ser.

Bem mais que uma preparação para a vida adulta, ao longo da adolescência, existem relevantes momentos de se reconhecer como pessoa, de mudanças, transformar-se em sujeito da sua própria história, para além de um mero ser em transição de criança para adulto (Domingues; Alvarenga, 1997).

2.2 Abordagem sociocultural das adolescências

Para compreender teoricamente as adolescências e construir práticas educativas voltadas a adolescentes, Yokoy e Rodrigues (2021) defendem a adoção de uma perspectiva contextualizada, diversa, interseccional e sociocultural em relação às adolescências (no plural). Consideram que as abordagens socioculturais do desenvolvimento humano se mostram mais adequadas do que os estudos homogeneizantes, universalizantes e prescritivos dos séculos XXI e XX para abordar as adolescências contemporâneas.

Nesse olhar, a adolescência precisa ser considerada "uma categoria construída historicamente, socialmente e culturalmente, significada e interpretada como fato social e psicológico na cultura, na linguagem e nas relações" (p. 19) e os adolescentes são "sujeitos ativos, atuantes e capazes que participam ativamente e criativamente da sua cultura e da sua sociedade" (Yokoy; Rodrigues, 2021, p. 19).

Segundo Madureira e Bizerril (2021a), é essencial que a psicologia tenha uma abordagem cuidadosa em relação aos processos e às influências sociais que afetam a formação dos processos subjetivos. Eles criticam abordagens que são deterministas e reducionistas, que atribuem o desenvolvimento humano exclusivamente a fatores biológicos, sociológicos, culturais ou psicológicos. Em vez disso, eles argumentam que a psicologia como uma ciência e campo profissional deve levar a sério a dimensão cultural do ser humano. Estamos de acordo com a afirmação de Madureira, Holanda, Paula e Fonseca (2021b) quando defendem que é imprescindível que a psicologia desenvolva análises mais aprofundadas sobre os processos de significação e a formação da subjetividade, levando em consideração o contexto cultural e se comprometendo eticamente com a promoção da saúde e do bem-estar das pessoas em diferentes contextos sociais, tais como os contextos escolares.

Branco (2021), fundamentada na perspectiva da Psicologia Cultural, destaca a constituição mútua sujeito-cultura. Por um lado, o sujeito desempenha um papel ativo em seu processo de desenvolvimento e na construção de sentidos pessoais. Por outro lado, as práticas sociais historicamente estabelecidas delimitam possibilidades semióticas e de desenvolvimento de uma pessoa. Essas ideias são afirmadas na Psicologia Cultural, com os conceitos de agência subjetiva e canalização cultural (Valsiner, 2012 *apud* Branco, 2021), conforme exemplificado no trecho a seguir:

> [...] o conjunto das características de um determinado contexto cultural, ao promover a vivência de determinadas experiências, acaba por canalizar (culturalmente) padrões de interação social e as características pessoais dos indivíduos, através de processos de internalização de ideias, afetos, valores e convicções. No entanto, é importante destacar que os processos de canalização cultural tendem a ocorrer com diferentes graus de heterogeneidade, e são, também, submetidos ao caráter ativo e construtivo dos sujeitos. Sendo assim, os seres humanos não podem ser considerados apenas como fruto da cultura e das relações sociais, posto que apresentam uma agencialidade que lhes confere originalidade, iniciativa e responsabilidade sobre seus pensamentos e ações (Branco, 2021, p. 71).

Madureira, Holanda, Paula e Fonseca (2021b) apresentam que o conceito de canalização cultural enfatiza o papel ativo das pessoas nos processos de significação, tanto em relação a si mesmas quanto ao mundo social de que participam. Os sujeitos em desenvolvimento ressignificam as mensagens transmitidas culturalmente de forma ativa e bidirecional; assim sendo, as experiências humanas sempre ocorrem em contextos culturais estruturados, permeados por crenças, valores, emoções, sentidos e atividades historicamente estabelecidos.

Yokoy e Rodrigues (2021, p. 13), a partir de um olhar sociocultural, afirmam que o desenvolvimento de adolescentes é:

> [...] promovido por e nas interações estabelecidas entre eles e elas com diversos atores e instituições do seu contexto sociocultural, por exemplo, as relações com suas famílias, suas comunidades, com a internet e as redes sociais, com os programas policialescos de TV, com a polícia, com seus pares, seus professores.

Assim sendo, a fim de construir práticas pedagógicas e sociais promotoras de desenvolvimento, é preciso olhar para um(a/e) adolescente concreto(a/e), contextualizado em sua história, em sua sociedade e em sua comunidade cultural. No caso desta obra, para compreender como um(a/e) adolescente trans vivencia a escola, é preciso conhecer suas significações sobre as experiências e relações escolares e em nossa sociedade.

São necessários diálogos interdisciplinares que vão além de uma compreensão estritamente biológica, normativa e individualista da adolescência, sendo fundamental o compromisso ético de contextualizar socioculturalmente os(as/es) adolescentes que participaram desse trabalho. Isso significa enfatizar a diversidade de experiências de adolescências, levando em consideração, de modo interseccional, aspectos como oportunidades e vulnerabilidades sociais, classe social, raça/etnia e gênero.

A autora estadunidense Kimberlé Crenshaw, primeira mulher a trazer a conceituação e uso do termo interseccionalidade, nos convida e observar esse termo como uma colisão, uma batida das estruturas, uma "interação simultânea das avenidas identitárias", como trazido por Carla Akotirene (2019, p. 14). A interseccionalidade instrumentaliza do ponto de vista metodológico e teórico a incapacidade de se separar racismo, capitalismo, cis-heteronormatividade e patriarcado.

A abordagem sociocultural de adolescências (Yokoy; Rodrigues, 2021) busca reconhecer e valorizar a variedade de vivências e desafios enfrentados pelos(as/es) adolescentes em diferentes contextos sociais. Nesse sentido, a construção do gênero de adolescentes é uma dentre as inúmeras possibilidades de se vivenciar a adolescência. A seção a seguir aborda a experiência subjetiva da transexualidade na adolescência.

2.3 A experiência subjetiva da transexualidade na adolescência

Para se compreender a transexualidade como experiência subjetiva de adolescentes estudantes, precisamos problematizar o binarismo de gênero masculino/feminino típico da racionalidade colonial europeia (Damaso, 2020). Trata-se de um sistema interpretativo arcaico, que reforça equivocadamente a ideia de que o gênero é um mero reflexo do sexo biológico atribuído a uma pessoa, condicionando os corpos a uma suposta disposição "natural" pré-determinada ao nascimento, como criticado por Gonçalves e Franco (2019).

De modo diverso à lógica colonizadora eurocentrada moderna, as concepções de alguns povos indígenas foram apresentadas pela antropóloga Cecilia McCallum (2013), com o cuidado de não reforçar a "violência epistemológica" (p. 53) que posiciona a temática de gênero e de sexualidade de modo dicotômico, ou seja, olhares modernos e ocidentais, de um lado, e tradições indígenas, de outro. Uma primeira se refere à *two spirit theory*", perspectiva teórica desenvolvida por intelectuais indígenas norte-americanas que criticam o conceito de gênero e afirmam a existência de um terceiro gênero para tratar da homossexualidade.

A segunda se aproxima da literatura etnográfica sobre corporalidade e socialidade entre os povos indígenas da América do Sul, que entendem que existem múltiplas formas de uso da sexualidade e que gênero e sexualidade fazem parte dos modos de constituir (ou não) as relações sociais com seres marcados pela alteridade. No caso do povo originário brasileiro Huni Kuin (Kaxinawá), por exemplo, a sexualidade é utilizada como recurso para se estabelecer relações com pessoas estranhas àquela comunidade, mas tidas como potenciais aliados, tais como visitantes, por meio, por exemplo, de piadas carregadas de insinuações sexuais. McCallum (2013) também menciona jogos, danças e cantos rituais dos Kaxinawá que narram de modo explícito relações sexuais inter-humanos, interespécies ou entre humanos e espíritos, evidenciando que a sexualidade é aspecto que permeia relações de alteridade de todos os tipos.

Para Gonçalves e Franco (2019, p. 408), a transexualidade é vista como "uma experiência identitária, caracterizada pelo conflito com as normas de gênero que subverte o binarismo e tudo que é culturalmente aceito e que envolver discussões referentes ao gênero e a sexualidade". A transexualização para uma criança ou adolescente, frequentemente, é um momento decisivo que deixa marcas e pode ser descrito com certa intensidade, sendo chamado de "epifania", termo usado por Dezin (1989, *apud* Jesus, 2013, p. 4). O corpo da criança e do adolescente trans se torna um campo de disputa sobre como esses corpos são tratados e significados (Damaso, 2020). No caso dos corpos de adolescentes trans, outras significações sociais pejorativas, prescritivas e moralizadoras são frequentemente adicionadas, quando essas pessoas são julgadas como "aborrecentes", que "estão tentando se encontrar" ou que sua transexualidade é considerada socialmente como "só uma fase" ou mesmo uma "modinha".

Ao longo dessa disputa simbólica, o(a) adolescente trans vivencia importantes mudanças em seu corpo orgânico e em seu corpo social, como apontado por Domingues e Alvarenga (1997). Para esses(as) adolescentes, seus corpos assumem uma relevância profunda, pois é por meio de seus corpos que essas pessoas são inicialmente percebidas pelas demais e experenciam, ou não, identificações consigo mesmas. Nesse sentido, os gêneros não estão apenas localizados na matéria orgânica que constitui o corpo de uma pessoa; os gêneros se configuram a partir de múltiplas possibilidades de se significar, por meio de múltiplas práticas, interpretações e normas de gênero (Bento, 2003).

Muitas pessoas transexuais, travestis e intersexuais atualmente no Brasil, desde a sua infância, sentem que estão em um mundo adverso e fora dos padrões socioculturais, por não se enquadrarem nos padrões binários de sexo e gênero, como discutido por Luciana Maria Ribeiro de Oliveira (2018). Sentem-se pertencentes ao gênero oposto daquele que lhe foi designado ao nascimento, pertencentes a ambos os gêneros ou a nenhum. O sujeito transexual desconstrói o sistema tradicional "corpo-sexo-gênero" (César; Ribeiro, 2009), o que pode trazer um certo desconforto, ao anunciar a necessidade de uma nova ordem relacionada a corpos, sexualidades e gêneros. Em consequência, muitas vezes, suas subjetividades não são reconhecidas e seus corpos sofrem rejeição e exclusão (Santos, 2010). Em termos estéticos, subjetivos e políticos, ser trans é transitar entre o ser masculino e o ser feminino e subverter o binarismo de gênero (Oliveira, L. M. R. de., 2018).

A fim de lidar com as exclusões de gênero, muitas pessoas acionam estratégias de passabilidade e de performances de gênero. A passabilidade é um termo usado dentro da comunidade LGBTQIAPN+ para descrever a forma com que muitas pessoas travestis, transexuais e transgêneras "passam" despercebidas em muitas situações sociais, de modo que sua dissidência de gênero não seria visível em seus comportamentos e aparência física, o que pode influenciar sua segurança e inclusão em diversos espaços sociais. Para York (2020, p. 70), a passabilidade é "a condição de tornar-se invisível dentro do CIStema" e não pode ser vista como privilégio, pois alimenta pressões sexistas e coloniais.

Já a performatividade de gênero é um conceito popularizado pela filósofa Judith Butler (2013 *apud* Costa Rodrigues, 2023) para se referir ao gênero não como algo inato e fixo, mas como uma performance e uma prática social que constroem e reforçam a identidade de gênero de uma pessoa, abrangendo seus comportamentos, gestos, maneirismos, e demais expressões que costumam ser socialmente atribuídas a um determinado gênero. A performatividade de gênero pode tanto reproduzir quanto subverter as normas cisgênero. No primeiro caso, muitas vezes, a performatividade de gênero se relaciona à passabilidade, na busca para ser interpretado(a/e) pelas demais pessoas a partir da matriz heterocisnormativa. Com isso, muitas pessoas trans passam a se policiar constantemente, nas fronteiras do que se espera de comportamentos tidos como femininos ou masculinos (Costa Rodrigues, 2023) e a se portar de forma que sejam reconhecidas socialmente como "esse é um homem, essa é uma mulher" (Amaral; Lima, 2022, p. 460).

Ser um(a) adolescentes trans é uma de diversas possibilidades de experenciar a adolescência e os gêneros. De acordo com Luciana Maria Ribeiro de Oliveira (2018), para que um sujeito exista, são necessários lugares que justifiquem sua existência, como o ambiente escolar; o mesmo se aplica à família e à comunidade de pertencimento dos(as/es) adolescentes. Escola, mais do que um espaço físico, são relações e interações (Oliveira, M. R. G. de., 2018). A escola, como afirma Paulo Freire (2010) em seu poema "A escola", não se reduz a prédios, salas de aula, conteúdos; escola é o lugar de gente e de relações entre pessoas; escola é o lugar de estudo, de trabalho, de se conhecer, de crescer, de laços de amizades, de alegria. Essa escola "deve ser gente, aluno, aluna, alune, será escola, na medida em que se comportarem como colegas, amigos, irmãos" (Freire, 2010).

Entretanto, conforme apontado pela literatura (César; Ribeiro, 2009; Santos, 2010), estudantes trans geralmente sofrem processos de rejeição e exclusão nas escolas, ao passo que abalam as significações hegemônicas sobre corpo-sexo-gênero. É importante notarmos que, conforme criticado por Foucault (1999), historicamente, a escola tem sido um ambiente que, além de ensinar, também vigia e hierarquiza as pessoas. Isso foi ilustrado, por exemplo, na dissertação de mestrado de Santos (2010) sobre a necessidade de uma série de reorganizações na escola (incluindo a disciplina e a quebra de padrões hegemônicos normativos), até então impensadas por alguns atores escolares, para a inclusão escolar de alunas travestis.

Para muitos familiares de crianças e adolescentes trans, de acordo com Pires e Zaragoza (2023), são frequentes sentimentos de ansiedade, por não se significarem como preparados com a transição de gênero de seus(as) filhos(as/es), por medo de serem rejeitados pela família extensa, vizinhos, comunidades religiosas e perderem pertencimentos sociais; bem como por questionarem sua competência parental e a "verdade do discurso da pessoa que diz ser transgênero" (Zaragoza, 2023, p. 52). Também são comuns sentimentos de luto do(a/e) filho(a/e) imaginado, luto para o qual não houve ainda tempo para ser elaborado. Esses autores, ainda, problematizam que os pais de adolescentes trans "tornam-se, temporariamente, estudantes dos seus próprios filhos" (Zaragoza, 2023, p. 51), frequentemente buscando informações em redes sociais e buscadores de internet, o "Dr. Google" (Zaragoza, 2023, p. 51). Além disso, defendem a importância de oferecer apoio psicológico a crianças e adolescentes trans e a seus pais, a fim de lidar com os desafios da transição de gênero para todas(os/es) na família.

Ao longo do processo de transição social de crianças e adolescentes trans, segundo a revisão integrativa da literatura internacional sobre o perfil das pesquisas acerca das famílias de crianças transexuais realizada por Zerbinati e Bruns (2018, p. 47), "a família é convidada a uma autoanálise e reflexão dos próprios preconceitos, mitos e fantasias relacionados ao gênero e a sexualidade". A revisão da literatura desses autores indica que essas famílias podem se beneficiar de acolhimento profissional, para: elaborar sentimentos de culpa, decepção, constrangimento, ansiedade, raiva, preocupação com a segurança física e emocional de seus(as) filhos(as); ressignificar crenças e preconceitos sobre gênero e transexualidade; além de esclarecer dúvidas sobre transição social, tratamento hormonal e cirurgias de redesignação sexual. O sentimento de pertencimento, vínculo, aceitação e acolhimento na família e no círculo de amizades se correlaciona a maior confiança, autoestima e qualidade de vida de jovens trans (Zerbinati; Bruns, 2018).

Essa revisão também apontou que o acolhimento de filhos(as/es) trans é ocasião de relevante desenvolvimento familiar e de fortalecimento da compaixão e de vínculos de proximidade entre pais e as crianças e adolescentes trans. Muitos pais de crianças e adolescentes trans constroem uma maior conscientização sobre discriminações e violências contra pessoas trans e se posicionam ativamente em suas comunidades na luta por um mundo mais acolhedor da diversidade.

Em síntese, é preciso reconhecer o enquadramento histórico, social, cultural e político que participa da construção das concepções de infância, adolescência, gênero, sexualidade e escola, incluindo estudos acadêmico-científicos, legislações e normativas que balizam políticas públicas. Na próxima seção, apresentamos as principais legislações, normativas e jurisprudências brasileiras que servem atualmente como amparo legal para as discussões sobre direitos escolares de crianças e adolescentes e questões de gênero e sexualidade no ambiente escolar.

2.4 As normativas escolares e as questões de gênero

Após mais de 500 anos de colonização, o Brasil tem hoje uma Constituição Federal-CF, promulgada em 1988, que afirma que um dos objetivos fundamentais da República Federativa do Brasil é "promover o bem de todos, sem preconceito de origem, raça, sexo, cor, idade e quaisquer outras formas de discriminação" (Brasil, 1988). A CF também proclama, em seu 227.º artigo, que família, sociedade e Estado mantêm deveres solidários de assegurar e proteger os direitos de crianças, adolescentes e jovens, e de resguardá-los de toda forma de negligência, discriminação, exploração, violência, crueldade e opressão.

A educação é explicitamente apresentada na CF como direito de todos e dever do Estado e da família, devendo visar ao "pleno desenvolvimento da pessoa, seu preparo para o exercício da cidadania e sua qualificação para o trabalho" (artigo 205). A igualdade de condições para o acesso e a permanência na escola é princípio fundamental do ensino, conforme o artigo 205 da CF (Brasil, 1988).

Foi a partir da Lei nº 8.069 de 1990 (Brasil, 1990), conhecida como Estatuto da Criança e do Adolescente (ECA), fruto de uma grande mobilização de movimentos sociais, que se teve uma verdadeira transformação no que diz respeito à proteção integral a crianças e adolescentes brasileiros. A doutrina da proteção integral de crianças e adolescentes brasileiros os posiciona como sujeito de direitos, sujeitos em desenvolvimento e como cidadãos que devem ter seus direitos assegurados, rompendo com a antiga doutrina da situação irregular dos antigos Códigos de Menores e sua racionalidade menorista.

O artigo terceiro do ECA ressalta que crianças e adolescentes gozam de todos os direitos fundamentais inerentes à pessoa humana e que lhes devem ser asseguradas todas as oportunidades que promovam seu desenvolvimento físico, mental, moral, espiritual e social, em condições de liberdade e de dignidade. O parágrafo único do artigo salienta que, nesse sentido, não deve existir discriminação por sexo de nenhuma criança ou adolescente, o que pode ser generalizado para a implicação de que não deve haver discriminação de adolescentes por questões de gênero nas políticas de educação.

> Parágrafo único. Os direitos enunciados nesta Lei aplicam-se a todas as crianças e adolescentes, sem discriminação de nascimento, situação familiar, idade, sexo, raça, etnia ou cor, religião ou crença, deficiência, condição pessoal de desenvolvimento e aprendizagem, condição econômica, ambiente social, região e local de moradia ou outra condição que diferencie as pessoas, as famílias ou a comunidade em que vivem (Incluído pela Lei nº 13.257, de 2016).

A CF (Brasil, 1988) e o ECA (Brasil, 1990) são duas leis essenciais para garantir o direito à educação de crianças e adolescentes brasileiros; desde então, novas legislações e normativas foram criadas nessa direção. A redação vigente do artigo 26.º da LDB – Lei de Diretrizes e Bases da Educação Nacional – Lei nº 9.394/96 (Brasil, 1996) diz que os currículos da Educação Infantil, do Ensino Fundamental e do Ensino Médio devem complementar a Base Nacional Comum Curricular (BNCC) por uma parte diversificada, exigida pelas características regionais e locais da sociedade, da cultura, da economia e dos educandos. Seu parágrafo 9.º declara, inclusive, que conteúdos relativos aos direitos humanos e à prevenção de todas as formas de violência contra a criança, o adolescente e a mulher devem ser incluídos como temas transversais nos currículos escolares.

Nesse entendimento de se complementar a base curricular comum, percebe-se a importância na formação da cidadania de uma educação multicultural que tenha foco na rica diversidade histórica e cultural de diversos grupos que compõem a população brasileira. Como exemplo, a Lei nº 10.639/03 (Brasil, 2003) e Lei nº 11.645/08 (Brasil, 2008) colocam como obrigatórios os estudos da história e cultura afro-brasileira e indígena, e suas contribuições sociais, econômicas e políticas para o país, em uma função educativa reparatória historicamente e corretora pedagogicamente.

Entretanto, no tocante às questões de gênero e à educação para as relações de gênero e sexualidade, a Lei de Diretrizes e Bases (Brasil, 1996) não trouxe nenhuma das temáticas de forma explícita. Em 1997 publicaram-se os Parâmetros Curriculares Nacionais da Educação Fundamental (PCNs) (Brasil, 1997), que foram diretrizes elaboradas para orientar professoras e professores por meio da normatização de alguns aspectos fundamentais pertinentes a cada disciplina escolar. Dentro dos PCNs (Brasil, 1997), encontram-se volumes intitulados "Apresentação dos temas transversais e ética" (volume 8) "Pluralidade cultural e orientação sexual" (volume 10), concentrando aspectos relativos a esses temas e reconhecendo gênero e sexualidade como dimensões fundamentais na constituição de identidades de crianças e adolescentes e que, portanto, precisam ser abordados nas escolas. No volume 10, dois tópicos, especialmente, procuram promover o desenvolvimento de atividades e discussões que se articulam às questões de gênero e sexualidade, sendo: "corpo, matriz da sexualidade" e "relações de gênero" (Brasil, 1997).

O Plano Nacional de Educação (PNE) (Brasil, 2001), Lei nº 10.172/2001, estabeleceu objetivos e metas a serem alcançados na Educação Básica e Superior no país. Um desses objetivos e metas, estabelecidos há mais de 20 anos atrás, se articula à promoção de uma sociedade menos desigual no que diz respeito a gênero e sexualidade e se refere à formação de educadores, a saber:

> Incluir nas diretrizes curriculares dos cursos de formação de docentes temas relacionados às problemáticas tratadas nos temas transversais, especialmente no que se refere à abordagem tais como: gênero, educação sexual, ética (justiça, diálogo, respeito mútuo, solidariedade e tolerância), pluralidade cultural, meio ambiente, saúde e temas locais (12.º Objetivo e meta do PNE).

Além disso, o PNE apresenta como sua 11.ª meta e objetivo manter e consolidar o programa de avaliação do livro didático do Ministério da Educação, estabelecendo a adequada abordagem das questões de gênero e etnia e a eliminação de textos discriminatórios ou que reproduzam estereótipos acerca do papel da mulher, do negro ou dos povos indígenas brasileiros (Brasil, 2001).

Um importante marco sobre a abordagem de questões de gênero e sexualidade na educação foi o Programa "Brasil sem Homofobia", do Conselho Nacional de Combate à Discriminação do Ministério da Saúde (Brasil, 2004), lançado a partir de uma série de discussões entre Governo Federal e a sociedade civil organizada. Trata-se de um programa com o objetivo de promover a cidadania e os direitos humanos de pessoas gays, lésbicas, transgêneros e bissexuais, a partir da equiparação de direitos e do combate à violência e à discriminação.

O artigo V, "Direito à educação: promovendo valores de respeito à paz e à não discriminação por orientação sexual", do Programa "Brasil sem Homofobia", elaborou diretrizes que orientam os sistemas de ensino na implementação de ações que comprovem o respeito ao cidadão e à não discriminação, tais como (Brasil, 2004, p. 22-23): cursos de formação para professores na área de sexualidade; formação de equipes para avaliar livros didáticos, a fim de eliminar aspectos discriminatórios sobre orientações sexuais e/ou homofóbicos; estimular a produção de materiais educativos sobre orientação sexual e superação da homofobia; divulgar informações científicas sobre sexualidade humana, estimular pesquisas que combatem a violência e a discriminação de pessoas gays, lésbicas, transgêneros e bissexuais; e criar um subcomitê sobre Educação em Direitos Humanos no Ministério da Educação, com a participação do movimento dessas pessoas, para acompanhar e avaliar as diretrizes traçadas (Brasil, 2004).

Ainda em 2004, criou-se a Secretaria de Educação Continuada, Alfabetização, Diversidade e Inclusão (Secadi) no Ministério da Educação, conforme previsto no Programa. Com isso, colocou-se o valor das diferenças no centro da política pública de educação, com problematizações sobre questões diversas, como relações étnico-raciais, geracionais, pessoas com deficiência, questões de gênero e de orientação sexual, desigualdades regionais, diversidades religiosas e culturais. A Secadi foi extinta pelo presidente Temer em 2016, três anos após o golpe político de 2016.

No ano de 2010, as Diretrizes Curriculares Nacionais Gerais para a Educação Básica (Brasil, 2010) recomendaram a inserção da discussão das diferenças sociais, culturais, raciais, sexuais e de gênero nos currículos escolares. Reconheceu-se que o ingresso de diferentes sujeitos vindos de diferentes grupos sociais, étnicos, raciais e sexuais nas escolas brasileiras vinha causando grande impacto nas instituições escolares e nos profissionais que ali trabalham.

No contexto distrital, desde 2010, a Secretaria de Educação do Distrito Federal (Seedf) já determinava, por meio da Portaria nº 13/2010 (Distrito Federal, 2010), o uso do nome social de pessoas trans nas escolas públicas do DF. Essa ação se orienta pelo respeito aos direitos humanos, à pluralidade e à dignidade humana e objetiva garantir o ingresso, a permanência e o sucesso de todos no processo de escolarização. O uso do nome social foi regulamentado pelo Decreto 37.982 de 30 de janeiro de 2017 no âmbito da administração pública direta e indireta do Distrito Federal (Distrito Federal, 2017).

Por meio de um convênio feito com o Fundo Nacional de Desenvolvimento da Educação (FNDE), em 2011, o Ministério da Educação (MEC) criou o Caderno "Escola Sem Homofobia" (Brasil, 2011), a partir de princípios de igualdade e respeito à diversidade, de equidade, de laicidade do Estado, de universalidade das políticas públicas e de justiça social. O Caderno era um material que seria distribuído às instituições de todo o país e que foi elaborado com o objetivo de

> [...] contribuir para o reconhecimento da diversidade de valores morais, sociais e culturais presentes na sociedade brasileira, heterogênea e comprometida com os direitos humanos e a formação de uma cidadania que inclua de fato os direitos das pessoas LGBT (Brasil, 2011, p. 9).

Sua organização consistia em subtemas como: a) uma situação disparadora de debates; b) um texto temático com situações do cotidiano escolar, com conceitos, considerações críticas e subsídios vindos de pesquisas e estudos acadêmico-científicos; c) sugestões de dinâmicas, ações e atividades práticas para exercitar a capacidade reflexiva; e d) comentários finais com reflexões e sistematização do conteúdo discutido.

Porém, a circulação do Caderno foi impedida, a partir da criação de uma polêmica, caluniosa, infame e criminosa, que nomeava o material educativo como um suposto "kit gay", como ficou conhecido por muitas pessoas. Setores conservadores da sociedade, bem como bancadas de Deputados Federais – "Bancada da Bíblia" e "Bancada do Boi" –, se uniram para uma campanha nas redes sociais contra o material, acusando o suposto "kit gay" de "estimular o homossexualismo e a promiscuidade" conforme relatado pelo jornalista Wellington Soares (2015).

A partir daí, consolidou-se no país um cenário de disputas ideológicas e políticas em que a luta por garantia de direitos de pessoas gays, lésbicas e trans passa a tomar um viés de luta para não se perder os direitos já adquiridos e de recuos em políticas afirmativas, de promoção e proteção dos direitos das pessoas LGBTQIAPN+. Em 2014, o Plano Nacional de Educação, por meio da Lei nº 13.005/14 (Brasil, 2014), foi construído de maneira enxuta, retirando todas as questões de gênero e sexualidade do seu texto. Segundo a análise do Instituto Brasileiro Trans de Educação (2022), frases como "superação das desigualdades educacionais, com ênfase na promoção de igualdade racial, regional, de gênero e de orientação sexual" foram substituídas por "erradicação de todas as formas de discriminação" sem citar quais eram os tipos de discriminação. A partir de 2015, em um efeito dominó, os planos municipais e estaduais de Educação de várias cidades e estados brasileiros retiraram também as referências a diversidade sexual, orientação sexual e de gênero. Surgiram nessas localidades, e até mesmo em âmbito federal, diversos projetos de lei tramitando referentes ao "Escola Sem Partido" e à "ideologia de gênero".

A agenda antidireitos LGBTQIAPN+ na política brasileira dos últimos anos foi analisada por Bulgarelli (2018) e por Penna (2018) como resultado de alianças entre políticos conservadores, deputados católicos e evangélicos, especialmente em partidos de centro-direita e de direita. Essa oposição é baseada na ideia de uma sexualidade que utiliza os conceitos de "família" e "valores cristãos", que supostamente estariam ameaçados pela chamada "ideologia de gênero" (Bulgarelli, 2018). O termo "ideologia de gênero" tem sido utilizado como ferramenta política e estratégia transacional para ganhos eleitorais a partir da criação de um cenário de pânico moral (Penna, 2018).

> Professores passaram a enfrentar reações hostis quando abordam gênero e/ou sexualidade em sala de aula, temas considerados controversos, quando não proibidos, por pais e diretores. Essa postura persecutória facilita o trabalho de desconstrução e

> transformação do gênero em uma categoria diabólica, a chamada "ideologia de gênero", tornando-se facilmente desqualificável (Bulgarelli, 2018, p. 119).
>
> A pior consequência do discurso reacionário no campo educacional é a adesão de muitos à campanha de ódio aos professores, que leva a práticas persecutórias e ao denuncismo. Professores que não fazem parte de redes de sociabilidade docente fortes já têm se autocensurado por medo de notificações extrajudiciais, processos por danos morais, demissões, violência física e até ameaças de morte (Penna, 2018, p. 134).

Os anos de 2017 e 2018 foram fundamentais para as políticas de inclusão de gênero e sexualidade no que diz respeito à educação, pois é quando se aprovou a nova Base Nacional Comum Curricular (BNCC) (Brasil, 2018a). Essa normativa busca assegurar os direitos de aprendizagem e desenvolvimento de todos(as/es) alunos(as/es), conforme o que já estava definido no Plano Nacional de Educação. A BNCC é um documento que regulamenta quais são as aprendizagens essenciais a serem trabalhadas nas escolas brasileiras, sejam elas públicas ou particulares, de educação infantil, ensino fundamental e ensino médio, para, assim, garantir o direito à aprendizagem e o desenvolvimento pleno de todos os estudantes. O documento traz como competências gerais o conhecimento, a busca por pensamento científico, crítico e criativo, o senso estético, a comunicação, a argumentação, a cultura digital, a autogestão, o autoconhecimento e autocuidado, a empatia e a cooperação e a autonomia dos seus estudantes (Brasil, 2018a).

No que diz respeito às questões de gênero e sexualidade na BNCC, o Ministério da Educação retirou trechos que diziam que os estudantes teriam de respeitar a orientação sexual dos demais e retirou a palavra gênero em alguns trechos do documento, com o pretexto de que a versão final teria passado por ajustes que identificaram redundância. A BNCC propôs dez competências para seus alunos e alunas, sendo que uma delas é que os estudantes sejam capazes de

> [...] exercitar a empatia, o diálogo, a resolução de
> conflitos e a cooperação, fazendo-se respeitar e
> promovendo o respeito ao outro, com acolhimento
> e valorização da diversidade de indivíduos e de
> grupos sociais, seus saberes, identidades, culturas e
> potencialidades, sem preconceito de origem, etnia,
> gênero, idade, habilidade/necessidade, convicção
> religiosa ou de qualquer outra natureza, reconhe-
> cendo-se como parte de uma coletividade com a
> qual deve se comprometer (Brasil, 2018a, p. 35).

O que observamos nesse trecho é, de fato, a amplitude de competências que os estudantes devem obter. Porém, na versão inicial, entre os termos "gênero" e "idade" havia o termo "orientação sexual", que foi retirado para a publicação final. Como analisado pelo Instituto Brasileiro Trans de Educação (2022), houve alterações também no trecho em que a BNCC destaca que os sistemas e redes de ensino devem incorporar aos currículos alguns temas "contemporâneos que afetam a vida humana". Na versão 1 da BNCC, apareciam os temas "sexualidade e gênero"; porém, a versão final restringiu-se ao termo "sexualidade". Sobre as habilidades a serem desenvolvidas em ciências, no 8.º ano, a 1.ª versão da BNCC incluía a necessidade de acolher a diversidade de indivíduos, sem preconceitos baseados na identidade de gênero e orientação sexual. A última versão, entretanto, traz apenas a expressão "diferenças de gênero". Essas alterações nas normativas da política de educação evidenciam tentativas de silenciamento uma cultura cis-heteronormativa vigente na educação brasileira, que pode ser, inclusive, lida como homotransfobia institucional.

Por outro lado, no Distrito Federal, no ano de 2017, por meio do Decreto 37.982 (Distrito Federal, 2017), foi recomendado o uso do nome social e o reconhecimento da identidade gênero de pessoas trans – travestis, transexuais e transgêneros – em toda a Administração Pública direta e indireta do Distrito Federal, o que inclui os espaços escolares, reforçando a Portaria 13/2010 (Distrito Federal, 2010), mencionada anteriormente. O uso do nome social nos registros escolares foi reforçado em âmbito nacional, no ano de 2018, por meio da Resolução nº 01, de 19 de janeiro de 2018, do Conselho Nacional de Educação (Brasil, 2018b).

Em caráter mais recente, buscando estabelecer parâmetros para a garantia das condições de acesso e permanência de pessoas LGBTQIAPN+ nos sistemas e instituições de ensino, a Resolução número 2, de 19 de setembro de 2023, do Ministério dos Direitos Humanos e da Cidadania, formula orientações quanto ao reconhecimento institucional da identidade de gênero e sua operacionalização (Brasil, 2023).

A Resolução trata da garantia do uso do nome social de forma oral, nos registros e na emissão de documentos oficiais. Também aborda o uso de banheiros, vestiários e demais espaços escolares, conforme a identidade de gênero de estudantes.

O documento traz, em seu artigo, sexto ações para serem implementadas no sentido de minimizar riscos de violências, discriminações, *bullying* e toda forma de preconceito. Traz recomendações sobre preferência no uso de uniformes, corte de cabelo e acessórios condizentes com a identidade de gênero e expressão de gênero dos(as/es) estudantes (Brasil, 2023).

Os artigos finais da Resolução reforçam a importância desses assuntos para todos(as/es) estudantes. No caso de pessoas com idade inferior a 18 anos, a Resolução indica que os pais serão consultados, junto da criança ou adolescente, e, em caso de negativa dos pais sobre o uso do nome social ou a sua plena liberdade de identidade de gênero, deverá ser formalizada uma justificativa por escrito e assinada (Brasil, 2023).

Outro ponto importante na linha histórica no que diz respeito a crianças e adolescentes trans no contexto escolar foi a Resolução nº 1 de 29 de janeiro de 2018, publicada pelo Conselho Federal de Psicologia (CFP), que estabelece normas de atuação para as psicólogas e os psicólogos em relação às pessoas transexuais e travestis (Conselho Federal De Psicologia, 2018). A Resolução é orientada à despatologização dos corpos trans na atuação profissional de psicólogos, regulamentada pela Organização Mundial da Saúde em 2022, em sua 72.ª Assembleia Mundial da Saúde. Nessa ocasião, a transexualidade foi retirada oficialmente da classificação como transtorno mental da 11.ª versão da Classificação Estatística Internacional de Doenças e Problemas de Saúde (CID-11).

Como vimos, ainda hoje, existem poucos estudos acadêmicos que abordam as vivências escolares de adolescentes trans no país e a linha histórica aqui traçada sobre legislações e normativas indicam avanços e retrocessos referentes aos direitos escolares de pessoas trans em nosso país. Concordamos com Penna (2018, p. 134) quando afirma que o momento atual pode ser aproveitado "como uma oportunidade para refundar nossa luta pela educação democrática e pela escola pública, enfrentando esses novos desafios e ameaças". Nessa direção, investigamos por meio deste livro as experiências de adolescentes trans nas escolas públicas do Distrito Federal, conhecendo como a realidade escolar dessas pessoas influencia suas significações sobre a escola e sobre si mesmos(as). Com essa análise, buscamos refletir sobre a importância de fortalecer políticas públicas que assegurem e promovam os direitos desses adolescentes, como foco no seu direito à educação.

3

CAMINHOS E ENCRUZILHADAS

Este livro seguiu um delineamento qualitativo para acompanhar narrativas juvenis e as experiências escolares de adolescentes trans que estudam na rede pública de ensino do Distrito Federal, no próprio contexto em que ocorrem, como valorizado por Godoy (1995). A abordagem metodológica qualitativa é especialmente relevante para a construção de análises aprofundadas sobre fenômenos subjetivos dos(as/es) participantes em uma pesquisa, a partir da interpretação de suas experiências, significações e perspectivas. As análises interpretativas e reflexivas de pesquisas qualitativas fornecem *insights* profundos sobre os fenômenos estudados e constroem conhecimentos contextualizados socioculturalmente, contribuindo para o entendimento mais completo e detalhado dos fenômenos investigados.

De acordo com Yokoy de Souza, Branco e Lopes de Oliveira (2008), pesquisas qualitativas valorizam a dimensão cultural dos processos de desenvolvimento humano, a mediação semiótica em processos de construção de conhecimentos e as práticas narrativas como ferramentas de investigação de fenômenos subjetivos. Para essas autoras, as pesquisas em desenvolvimento humano sustentadas na epistemologia qualitativa (Gonzales Rey, 1997) assumem um conjunto de pressupostos, que são relevantes para esta obra e são a seguir destacados:

> (1) A produção de conhecimento é um ato ético e político que enfoca a relação ciência-política-poder, sendo, portanto, contextualizada, interativa e interpretativa;
>
> (2) O conhecimento é construído a partir das perspectivas e dos significados negociados entre os

participantes de comunidades discursivas, considerando-se a construção de significados um processo coletivo, individual, ativo, afetivo e mediado pelos sistemas semióticos;

(3) As realidades sociais e subjetiva são abordadas em suas complexidades e dinamismos sistêmicos, com destaque para o papel da cultura no desenvolvimento humano. A cultura é enfocada não como variável ou como fonte de erro, mas como cenário e instrumento que constitui os sujeitos em processo de desenvolvimento;

(4) A pesquisa é vista como processo que exige múltiplos níveis de análise, ao colocar em interação diversos aspectos dos participantes, como suas histórias pessoais, biografias, gênero, classe social e etnia;

(5) A crença na competência interpretativa do pesquisador alia-se à sua condição de sujeito situado em classe social e cultura particulares, que se constitui ao mesmo tempo como participante da pesquisa e encarregado da construção de dados;

(6) Os participantes são concebidos sujeitos intencionais, interativos e que co-constroem significados. Na pesquisa, sujeitos e pesquisadores afetam-se mutuamente e alteram suas construções, comportamentos e percepções com base nas interações estabelecidas (Yokoy de Souza; Branco; Lopes de Oliveira, 2008, p. 363).

Damaso (2020) aponta a carência de estudos e instrumentos específicos sobre a vida escolar de crianças e adolescente trans como desafio a ser enfrentado por pesquisadores que se debruçam sobre esse tema. Ademais, Perondi (2021) sugere que pesquisas realizadas junto a jovens sigam enquadres participativos e não adultocêntricos, possibilitando que essas pessoas se envolvam de modo efetivo em todas as fases da investigação. Jesus (2013) também indica que sejam realizados estudos junto a crianças e adolescentes trans em formatos que não sejam adultocêntricos e que criem espaços que propiciem condições para que essas pessoas possam falar sobre si mesmas, da forma como desejarem se expressar.

Este livro foi construído por meio de um grupo focal com adolescentes trans que estudam na rede pública de ensino do DF. Todas as etapas do grupo focal foram coconstruídas com os(as/es) participantes, de modo a estimular o protagonismo e a participação ativa dos(as/es) adolescentes e a expressão significativa de narrativas juvenis sobre suas vivências escolares.

3.1 Pautados pela ética

Este livro foi delineado em conformidade com as diretrizes e normas regulamentadoras de pesquisas envolvendo seres humanos e pesquisas em Ciências Humanas e Sociais, seguindo as Resoluções do Conselho Nacional de Saúde, juntamente a outras regulamentações complementares. Quando de uma pesquisa, foi aprovada pelo Comitê de Ética em Pesquisa em Ciências Humanas e Sociais (CEP/CHS) da Universidade de Brasília, conforme parecer consubstanciado nº 6.308.613/ 2023.

Durante todas as etapas, foi assegurado o respeito à privacidade, à intimidade e à confidencialidade das identidades dos(as/es) participantes, de acordo com as disposições do Estatuto da Criança e do Adolescente (Brasil, 1990). Foi também negociado um Termo de Consentimento Livre e Esclarecido (TCLE) junto aos familiares/responsáveis legais pelo(a/e) adolescente e um Termo de Assentimento Livre e Esclarecido (Tale) junto a esses(as/es) adolescentes que participaram do grupo focal. Em momentos em que uma adolescente experienciou desconforto em narrar suas experiências escolares ao longo de um encontro, realizei o acolhimento inicial dessa pessoa e a encaminhei para a rede de atendimento psicossocial que atende pessoas trans no Distrito Federal.

A Subsecretaria de Formação Continuada dos Profissionais da Educação (Eape), da Secretaria de Estado de Educação do Distrito Federal do Governo no Distrito Federal, também expediu autorização para a realização deste trabalho. A melhor forma de condução dos encontros foi pactuada junto aos gestores locais e à equipe pedagógica da escola que nos acolheu, em respeito à sua dinâmica de funcionamento institucional. Além disso, os resultados do estudo foram devolvidos aos(às) adolescentes e aos(às) demais estudantes da escola.

3.2 Construindo as informações

3.2.1 Mapeamento de estudantes e mobilização dos(as/es) participantes

Realizei um mapeamento junto à rede pública de ensino do Distrito Federal de quais escolas acolhem estudantes trans por meio dos procedimentos de acesso à informação da Lei nº 4.990/2012, que regula o acesso a informações do DF (Distrito Federal, 2012), ressaltando os cuidados éticos com o acesso a essas informações e sua divulgação, conforme termos da Lei. Fiz contato inicial com a gerência de Direitos Humanos da SEEDF para solicitar o número de estudantes que usam nome social matriculados na rede pública de ensino do DF, como indicador preliminar da quantidade de estudantes trans, e foi orientado a fazer a solicitação desse dado via Ouvidoria da SEEDF. No dia 12 de maio de 2023, a solicitação foi formalizada na Ouvidoria. No dia 18 de maio de 2023, a resposta dada à solicitação foi que existiam 315 estudantes que fazem uso do nome social nas escolas em toda a rede pública de ensino do DF. Mas, apenas com esse dado, não foi possível identificar quantos estudantes trans estavam matriculados nas escolas públicas do DF.

Também foi solicitada a informação de quantos estudantes brasileiros usam nome social na escola ao Ministério da Educação, por meio da plataforma gov.br no dia 13 de setembro de 2023, mediante a Lei de Acesso à Informação. A resposta foi dada no dia 14 de setembro, um dia depois da solicitação, pelo Instituto Nacional de Estudos e Pesquisas Educacionais Anísio Teixeira (Inep), informando que esse dado não tem sido coletado no Censo Escolar federal.

> Esclarecemos que o Censo Escolar possui somente a informação sobre o gênero binário (feminino/masculino) dos alunos, não sendo possível informar o nome social. Os questionários da pesquisa censitária passam continuamente por revisão, sendo possível que nas próximas edições o Censo amplie o rol de informações sobre o gênero do aluno. Mas, no momento, não temos a informação pleiteada (Plataforma Integrada de Ouvidoria e Acesso à Informação Detalhes da Manifestação – MEC/Inep).

A fim de lidar com essa lacuna de dados oficiais, foi adotada a estratégia de realizar um levantamento preliminar de potenciais participantes junto a equipes pedagógicas, equipes de atendimento psicossocial e movimentos sociais que defendem os direitos de pessoas da população LGBTQIAPN+ que participam da minha rede de contatos profissionais. Para isso, foi elaborado um formulário informal no Google Docs, encaminhado a profissionais do Serviço Especializado de Apoio à Aprendizagem (Seaa[2]) da SEEDF, contendo os seguintes itens:

- e-mail de contato, escola e Regional de Ensino de lotação do profissional que respondeu o formulário;

- se havia na escola algum(a/e) estudante que se apresentava como uma pessoa trans, travesti, transexual, homem trans, trans masculino ou não binárie;

---

[2] É relevante considerar neste ponto uma grande predominância de atuação do Seaa nos anos iniciais e finais – Ensino Fundamental I e II e sua completa ausência na Educação para Jovens Adultos e Idosos (EJA), e uma baixa de profissionais no Ensino Médio e Jardim de Infância.

- qual seguimento escolar esse/essa estudante cursava (Jardim de Infância, Ensino Fundamental I – anos iniciais, Ensino Fundamental II – anos finais, Ensino Médio e Educação para Jovens Adultos e Idosos – EJA);

- qual o turno em que esse(a) estudante estava matriculado(a/e);

- a idade do(a/e) estudante;

- a forma com que esse(a) estudante se apresentava na escola (travesti, menina trans, menino trans, trans masculino, transexual, trans não binárie e outros);

- se este(a) estudante fazia uso de nome social na escola;

- se a família do(a/e) estudante conhecia sua identidade de gênero; e,

- por fim, no final do formulário, foi deixado um campo aberto para que o(a) profissional escrevesse mais a respeito.

O *link* para responder o formulário foi encaminhado para um grupo do WhatsApp, composto por cerca de 121 profissionais ocupantes dos cargos de gestores e gestoras de Políticas Públicas e Gestão Escolar – Psicologia, que foram convidados a responder o instrumento. Diante da baixa adesão, encaminhei educadamente mensagem individual a cada um desses profissionais, se apresentando de modo mais detalhado e reforçando o convite para responder o formulário e a relevância da pesquisa para a garantia de direitos de estudantes. Após o prazo de 22 dias, foram obtidas respostas de 51 formulários. As informações foram organizadas de modo a evidenciar quais escolas tinham uma maior quantidade de adolescentes trans matriculados(as/es), para o autor eleger seu campo de pesquisa e realizar sua aproximação dessa escola. Com esse levantamento não oficial, foi possível mapear informalmente a existência de 28 estudantes trans que estudavam em 17 escolas públicas do DF.

Entre os meses de maio, junho e julho, realizei 3 reuniões com a equipe gestora de uma escola do DF, que foi identificada como uma escola com diversos adolescentes trans matriculados e que demonstrou interesse e disponibilidade para acolher o trabalho. Neste livro, iremos nos referir a essa escola como Escola Polo.

A Escola Polo disponibilizou espaço físico para a realização do grupo focal no contraturno escolar dos(as/es) adolescentes, e mediou o contato inicial com 7 familiares/responsáveis legais pelos(as) adolescentes, para que o convite para o grupo fosse realizado.

A partir disso, realizei contato telefônico, por e-mail e/ou por aplicativo de mensagem com os(as/es) familiares/responsáveis pelos(as/es) adolescentes para convidá-los(as/es) a participar dos nossos encontros. Das 7 famílias indicadas pela Escola Polo, 5 aceitaram o convite para participar.

Realizei encontros presenciais individualizados na escola com os familiares/responsáveis pelos(as/es) adolescentes para explicar o trabalho, seus objetivos e sua metodologia e para criação de vínculos de confiança entre o autor, os(as/es) adolescentes e seus familiares/responsáveis. Nesse encontro, foram negociados o TCLE com os familiares/responsáveis legais pelo(a/e) adolescente e o Tale com os(as/es) adolescentes. Estes(as) foram convidados(as/es) para o grupo focal e para dar seu assentimento livre e esclarecido, reforçando a participação ativa e o protagonismo dos(as/es) adolescentes nas diversas fases do trabalho, conforme sugestão do estudo de Perondi (2021), mencionado anteriormente.

Alguns familiares/responsáveis legais elogiaram o trabalho e pediram indicações de profissionais de saúde especializados no acompanhamento de pessoas trans e grupos em que pudessem ser acolhidos. Informei sobre o trabalho desenvolvido pela ONG "Minha Criança Trans", que foi criada em 2021, sendo composta por mães, pais e tutores de crianças ou adolescentes trans, oferecendo acolhimento de familiares e apoios a crianças e adolescentes, dentre outras atividades que envolvem a proteção e o cuidado desse público.

A fim de aumentar a quantidade de participantes para o bom desenvolvimento do grupo focal, realizei 2 reuniões com equipes gestoras de outras três escolas indicadas na mesma região no mês de agosto de 2023. Houve apenas duas reuniões de três escolas, porque uma escola se recusou a me receber para explicar sobre o trabalho. Essas escolas mediaram o contato com mais 4 famílias de adolescentes, das quais 2 aceitaram o convite para participar, sendo que o estudante da escola que se recusou a nos receber foi por indicação de familiar de um dos participantes que já haviam aceitado participar dos grupos.

3.2.2 Grupo focal

Seguindo as recomendações metodológicas de estudos anteriores sobre vivências escolares de crianças e adolescentes trans (Damaso, 2020; Jesus, 2013), este trabalho construiu um grupo focal com estudantes adolescentes trans, a partir das propostas de Barbour (2009) e Dias (2000). A primeira afirma que o objetivo central de grupos focais é identificar percepções, sentimentos, atitudes e ideias dos participantes da pesquisa frente a um assunto específico. Já Dias (2000) parte de uma orientação fenomenológica e entende que grupos focais oportunizam que seus participantes narrem suas interpretações da realidade, seus conhecimentos e experiências pessoais. Ela recomenda que grupos focais sejam compostos por 6 a 10 pessoas, para que todos os membros possam interagir e se sentir estimulados a participar e a fim de que o moderador realize o adequado gerenciamento do grupo quanto ao foco da discussão e do tempo de participação de todos, de modo relativamente ordenado.

O grupo focal ofertou um contexto aberto e seguro para que os(as/es) adolescentes partilhassem suas narrativas sobre suas experiências escolares, suas relações interpessoais na escola e as suas significações sobre a escola e sobre si mesmos(as/es). Os encontros do grupo tiveram uma duração média de 60 minutos, foram realizados no contraturno escolar dos(as/es) adolescentes e em espaço adequado e protegido dentro de uma escola da rede pública de educação do DF. Tivemos o cuidado para que o espaço estivesse bem ventilado, bem iluminado, confortável, com cadeiras para todos(as/es) participantes do grupo. Os encontros foram registrados em áudio por meio de gravador digital de áudio e as narrativas juvenis foram transcritas por mim.

O grupo seguiu uma condução semiestruturada, a partir de um roteiro formulado com base nos objetivos do trabalho. Eu mesmo fui o moderador do grupo focal, que fui responsável também pela elaboração das questões iniciais a serem discutidas pelo grupo, pela condução das discussões, pela análise e pelo relatório de seus resultados, cuidando para que se criasse um contexto em que o próprio grupo gerasse suas opiniões sobre os assuntos discutidos, como preconizado por Dias (2000). Ao longo da condução do grupo, estimulei a construção de vínculos de confiança entre os membros do grupo, incentivei o protagonismo dos(as/es) adolescentes, e mediei atividades de sensibilização sobre experiências escolares de pessoas da população LGBTQIAPN+.

Rodrigues e Lopes de Oliveira (2018) problematizam as particularidades, princípios e estratégias empregadas ao utilizar metodologias de grupo como meios de intervenção e pesquisa com adolescentes, sugerindo a importância de se estabelecer um processo de negociação a fim de promover uma atividade verdadeiramente colaborativa e coletiva. Da maneira similar, para Perondi (2021, p. 116), o pesquisador que desenvolve pesquisas participativas com jovens "não detém completamente o poder da prática da pesquisa. Ele constrói o caminho metodológico a partir da participação dos sujeitos envolvidos".

Assim, a condução do grupo focal intencionalmente priorizou o estabelecimento de um diálogo genuíno, que fomentou a autoexpressão dos(as/es) adolescentes, e enfatizou a participação deles(as) na construção de todas as etapas deste livro. Atuei como mediador do grupo, realizando incentivos à construção de narrativas juvenis e a discussões sobre as suas experiências escolares. O formato final do grupo focal foi coconstruído na parceria entre autor e adolescentes participantes do grupo, incluindo a duração do grupo, quantidade de encontros, frequência dos encontros do grupo, dias e horários dos encontros, temáticas que organizaram as discussões do grupo, além da forma de avaliação e encerramento.

De modo geral, construímos quatro fases semiestruturadas com o grupo focal: 1- formação do grupo; 2- desenvolvimento do grupo; 3- análises do grupo e validação comunicativa das análises; e 4- avaliação e encerramento do grupo. As fases 3 e 4 foram realizadas na semana seguinte ao último encontro temático do grupo focal com os(as/es) adolescentes. Os registros dos encontros do grupo focal foram realizados por meio de gravador de áudio, com a autorização dos(as/es) participantes, e os áudios foram transcritos na íntegra.

O grupo focal foi complementado por uma entrevista individual não- estruturada, realizada com uma das adolescentes participantes, cuja frequência diminuiu ao longo do grupo focal, pela necessidade de trabalhar no mesmo horário dos encontros do grupo. O registro dessa entrevista foi também realizado por meio de gravador de áudio, com a autorização da participante, e seu áudio foi transcrito na íntegra. Considerando a relevância das significações elaboradas por essa participante, as suas narrativas juvenis desenvolvidas no grupo focal e na entrevista foram consideradas nas análises da presente obra.

3.3 Nossa turma

Participaram do grupo focal sete adolescentes que se autodeclaram travesti, transexuais, transgênero, não bináries e agênero, entre 15 e 17 anos de idade, que estudam em escolas da rede pública de ensino do Distrito Federal no ano de 2023, que demonstraram interesse e disponibilidade para participar das atividades, e cujos familiares/responsáveis legais autorizaram sua participação.

O nível de instrução desses(as) estudantes estava entre o nono ano do Ensino Fundamental e o segundo ano do Ensino Médio. Quanto à autodeclaração frente à sua raça/cor, cinco participantes se autodeclaram como brancos(as/es), um se declarou como "morena", e um como "sou transparente quase". Quanto à declaração sobre a identidade de gênero, dois participantes se apresentaram como garotos trans; um apenas como garoto; duas como mulheres trans; e duas como pessoas não binárias. Frente à orientação sexual, três participantes se percebem como bissexuais; dois disseram não se rotular quanto à sexualidade vivenciada; um como pansexual; e um como bissexual ou heterossexual. Os(as/es) próprios(as/es) adolescentes escolheram codinomes a serem usados para este livro, para que suas identidades pudessem ser preservadas, como recomendado pelas normativas éticas sobre pesquisas com seres humanos e o Estatuto da Criança e Adolescente (Brasil, 1990).

Tabela 1 – Caracterização dos(as/es) participantes

Codinomes escolhidos pelos/as/es participantes	Idade	Ano escolar	Identidade de gênero autodeclarada	Orientação sexual autodeclarada	Raça/cor autodeclarada
Blossom	16 anos	2.º Ano Ensino Médio	Mulher Trans	Bissexual ou Hetero	Morena
Chaos	16 anos	2.º Ano Ensino Médio	Garoto	Pansexual	Branco
Kayte	15 anos	9.º Ano Ensino Fundamental	Garoto Trans	Bissexual	Transparente
Liz	16 anos	2 Ano Ensino Médio	Mulher Trans	Não se rotula	Branca
Nori	16 anos	2.º Ano Ensino Médio	Não Binário agênero	Bissexual	Acho que branco
Spooky	17 anos	1.º Ano Ensino Médio	Não Binário	Não se rotula	Branco
Yê	16 anos	1.º Ano Ensino Médio	Garoto Trans	Bissexual	Branco

Fonte: elaborada pelo autor

3.4 Materiais e Instrumentos

Para o grupo focal, utilizamos materiais de papelaria e de armarinho diversificado; *flip chart;* reportagens disparadoras de discussões (Araújo; Brito; Neto, 2022; Martins, 2023; Souza, 2021); vídeo sobre preconceitos e desafios vivenciados por crianças trans (Crianças [...], 2023); vídeo gravado pelos familiares/responsáveis pelos adolescentes; texto de projeto de lei que busca proibir união estável entre pessoas do mesmo gênero[3]; música ("Foi mal", 2022); filme (*Valentina*[4], 2020); fotografias de pessoas trans com visibilidade midiática[5]; gravadores digitais de áudio; caixa de som; computador; e projetor audiovisual.

Além disso, foram empregados os instrumentos elaborados pera as atividades: TCLE para os familiares/responsáveis legais pelos(as/es) adolescentes; Tale, para os adolescentes; e Roteiro para Grupo Focal, trazido logo a seguir.

Data do grupo: _____ Local: _____

Horário de início: _____ Horário de término: _____

Fase 1 – Formação do grupo

a. <u>Introdução e boas-vindas aos(às) participantes do grupo</u>

- Cumprimentar os participantes e agradecer por sua presença.

---

[3] Projeto de Lei número 580/2007, com relatoria do deputado e pastor Eurico do Partido Liberal – Ceará.

[4] *Valentina* é um filme de drama brasileiro que retrata uma adolescente transgênero de 17 anos que se muda para uma cidade pequena no interior de Minas Gerais e os desafios que enfrenta para que sua identidade seja respeitada, a exemplo do uso do nome social na escola.

[5] Foram usadas fotos da deputada travesti Erika Hilton com seu marido (homem trans); da deputada Duda Salabet com a esposa e filho; da jogadora de vôlei transexual Tifanny Pereira de Abreu com seu marido; do vereador trans Thammy Miranda com sua família; e da cantora Pepita com seu marido e filho.

- Explicar o objetivo do grupo e sua importância para a pesquisa.

- Sensibilizar o grupo sobre a importância das experiências escolares dos(as/es) seus(suas) participantes.

b. Apresentação dos(as/es) participantes

- Pedir aos(às) participantes que se apresentem brevemente, mencionando seus nomes, seus pronomes e algum aspecto relevante sobre eles.

- Levantar indicadores sociodemográficos dos(as/es) participantes do grupo: idade; escolaridade; configuração familiar; renda familiar mensal; raça/etnia; orientação sexual; identidade de gênero; cidade em que mora.

c. Atividades de aquecimento e vinculação dos(as) participantes do grupo

- Realizar atividades breves para criar um ambiente descontraído, encorajar a participação e construir vínculos de confiança entre os membros do grupo.

d. Construção coletiva do formato do grupo

- Realizar atividades para a construção coletiva da dinâmica de funcionamento do grupo: regras do grupo, duração do grupo, quantidade de encontros, frequência dos encontros do grupo, dias e horários dos encontros, temáticas que organizarão as discussões do grupo, modo de avaliação e encerramento do grupo.

e. Construção coletiva das temáticas a serem discutidas no grupo

- Realizar tempestade de ideias com o grupo para levantar as temáticas que são do interesse do grupo.

- Verificar se a lista de questões iniciais relacionadas aos objetivos da pesquisa, elaborada pelo moderador do grupo, se alinha com as temáticas levantadas no passo anterior.

  - o A lista inclui assuntos relacionados à realidade escolar vivenciada por estudantes adolescentes trans da rede de ensino público do DF, incluindo, potencialmente, temas como: uso do nome social no ambiente escolar; uso do banheiro masculino ou feminino na escola; qualidade das relações interpessoais na escola; relação entre escola e familiares/responsáveis legais; discriminações relacionadas a gênero nas escolas etc.

Fase 2 – Desenvolvimento do grupo

a. <u>Execução dos encontros segundo a dinâmica construía pelo grupo na Fase 1.</u>

- Para a mediação dos encontros do grupo, serão selecionados materiais diversificados relacionados às temáticas escolhidas pelo grupo, incluindo: recorte do Filme *Valentina* que aborda questões do uso do nome social, e a animação educativa "Que corpo é esse?" (2021), disponível no Canal Futura e que discute papéis de gênero em nossa sociedade.

- Outros recursos para mediação do grupo focal incluem: reportagens retratando casos reais, exemplos do cotidiano escolar, situações concretas vivenciadas por adolescentes trans nas escolas, textos breves, músicas, fotografias, desenhos, charges, poesias, memes etc.

b. Apresentação das principais questões a serem discutidas no grupo focal.

c. Contextualização do tema de cada encontro: breve explicação do tema e seu contexto sociocultural.

d. Discussão dos temas selecionados pelo grupo na Fase 1.

- Iniciar a discussão coletiva sobre os temas, levantando questões abertas sobre os temas, permitindo que cada participante contribua com suas perspectivas e estimulando a produção de narrativas juvenis.

- Criar um clima grupal de abertura e encorajamento para os participantes compartilharem suas experiências escolares, opiniões e perspectivas relacionadas ao tema proposto.

- Estimular a troca de ideias e o diálogo entre os participantes.

- Explorar casos, exemplos ou situações concretas que possam enriquecer a discussão.

- Incentivar os participantes a expressarem suas opiniões de forma detalhada e a compartilharem experiências relevantes.

- Estimular o debate e a interação entre os participantes, encorajando diálogos e reflexões coletivas.

e. Aprofundamento da discussão.

- Identificar pontos-chave surgidos na discussão e aprofundar esses tópicos, incentivando os participantes a elaborar e fornecer exemplos ou casos concretos.

- Fazer perguntas ao grupo para aprofundar determinados aspectos do tema.

- Identificar pontos de convergência entre as perspectivas, destacando pontos em comum nas experiências dos(as) participantes.

- Explorar possíveis divergências de opiniões entre os participantes e as razões por trás dessas diferenças.

f. Encerramento de cada encontro.

- Resumir os principais pontos discutidos durante o grupo focal.

- Oferecer um espaço para perguntas adicionais ou comentários finais dos participantes.

- Agradecer aos participantes por sua contribuição, reforçar a importância das suas contribuições e encorajar que continuem engajados no tema da pesquisa.

- Informar sobre os próximos passos da pesquisa e a confidencialidade das informações coletadas.

Fase 3 – Análises do grupo

a. Validação comunicativa das análises iniciais dos encontros do grupo.

- Apresentar ao grupo as análises iniciais sobre as narrativas juvenis da Fase 2.

- Estabelecer um diálogo coletivo para negociação de significados entre os pesquisadores e os participantes.

- Estimular os(as/es) adolescentes a se posicionarem criticamente sobre as análises em andamento sobre suas experiências escolares, a ofertarem *feedbacks* e *insights* adicionais.

- Explorar possíveis divergências e convergências das interpretações do pesquisador e do grupo.

Fase 4 – Avaliação e encerramento do grupo

a. <u>Agradecimentos e reconhecimento.</u>

- Iniciar o encontro expressando gratidão aos participantes por sua participação no estudo.

- Reconhecer o tempo e o esforço que eles(as) dedicaram à pesquisa e valorizar a contribuição de cada participante.

b. <u>Recapitulação dos encontros do grupo.</u>

- Recordar brevemente os principais tópicos discutidos nos encontros do grupo.

- Resumir os principais pontos discutidos no grupo focal.

- Refrescar a memória dos(as/es) participantes e contextualizar a discussão final.

c. <u>Apresentação dos resultados preliminares da pesquisa.</u>

- Compartilhar com os participantes uma visão geral dos principais resultados e conclusões da pesquisa, com base nas análises e interpretações realizadas até o momento e após realizar as mudanças sugeridas pelo grupo na Fase 3.

d. Discussão e *feedback* coletivo.

- Abrir espaço para que os participantes expressem suas opiniões, comentários e reflexões sobre os resultados apresentados.

- Encorajar os(as) participantes a compartilharem suas percepções, oferecer *insights* adicionais ou apontar qualquer aspecto que considerem importante e que possa ter sido negligenciado.

e. Reflexão sobre o processo de pesquisa.

- Solicitar que os(as/es) adolescentes avaliem sua experiência, pessoal e coletiva, de participação no grupo focal.

- Perguntar aos participantes o que eles aprenderam, quais foram os aspectos mais significativos ou desafiadores para eles(as).

- Obter *feedback* sobre a condução da pesquisa e identificar possíveis melhorias para futuros estudos.

f. Encerramento e próximos passos.

- Finalizar o encontro agradecendo novamente a participação dos(as/es) adolescentes, reforçando a importância de sua contribuição para a pesquisa.

- Demonstrar respeito por suas experiências escolares.

- Assegurar que eles se sintam valorizados pelo seu envolvimento na pesquisa.

- Fortalecer o vínculo entre os(as) participantes, criado ao longo dos encontros do grupo.

- Ofertar espaço para os participantes compartilharem considerações finais ou fazerem perguntas adicionais.

- Informar os(as/es) participantes sobre os próximos passos do estudo, como a análise final dos dados, a elaboração do relatório de pesquisa e a possibilidade de compartilhar os resultados com eles(as) e seus responsáveis posteriormente, por meio do agendamento de um encontro de devolutiva da pesquisa

3.5 Analisando

A partir das transcrições de todos os encontros do grupo focal e da entrevista complementar, os indicadores empíricos foram tratados a partir da proposta de análise de núcleos de significação, com o apoio da ferramenta Google Planilhas. Conforme proposto por Aguiar e Ozella (2006, 2013), a análise de núcleos de significação consiste em: a) realizar uma leitura atenta e imersiva do material empírico coletado durante os encontros; b) identificar e construir pré-indicadores, indicadores e núcleos de significação, a partir dos objetivos desta obra e das questões que se destacaram no material analisado, devido à sua repetição e/ou à importância destacada; e c) realizar análises dentro e entre os núcleos de significação.

O material empírico das transcrições do grupo é amplo e, no total, foram construídos 640 pré-indicadores e 163 indicadores. Os indicadores construídos na pré-análise foram discutidos com o grupo no Encontro 5 e, a partir da participação dos(as/es) adolescentes nesse encontro, foram construídos 4 núcleos de significação de maior relevância para este trabalho. Nesse encontro, foram coconstruídos interessantes diálogos entre autor e participantes do grupo sobre as análises em andamento e foram negociados significados sobre as interpretações dos dados. Esse encontro também serviu como ocasião para validação comunicativa das análises, contribuindo para que as interpretações dos encontros se alinhem com as complexidades e as nuances dos fenômenos estudados e para o delineamento participativo deste livro.

4

EGBE AYÊ: VIVÊNCIA EM COMUNIDADE

O primeiro encontro do grupo envolveu a confecção de crachá para a apresentação de todos(as/es) participantes. Foram realizadas atividades de aquecimento e se convidou cada pessoa a construir um crachá com seu nome ou a forma que gostaria de ser chamado(a/e). Na sequência, cada um(a/e) se apresentou ao grupo, dizendo onde morava, sua idade, identidade de gênero, orientação sexual, raça/cor, e demais informações que achavam pertinentes.

Valorizando a participação dos(as/es) adolescentes, como proposto por Perondi (2021), o grupo construiu as regras e a dinâmica de funcionamento do grupo (por exemplo, a quantidade de encontros, o horário e o local do grupo), estabeleceu combinados e acordos, bem como sugeriu e escolheu as temáticas sobre as quais eles(as) teriam interesse em dialogar nos encontros seguintes.

A escolha dos temas a serem discutidos nos encontros foi feita por meio de tempestade de ideias com os(as/es) adolescentes e de uma lista de questões iniciais relacionadas aos objetivos dos encontros, elaborada pelo moderador do grupo, conforme recomendado por Dias (2000). As diversas temáticas sugeridas se relacionavam à realidade escolar vivenciada por estudantes adolescentes, incluindo: uso do nome social no ambiente escolar; uso do banheiro masculino ou feminino na escola; qualidade das relações interpessoais na escola; relação entre escola e familiares/responsáveis legais; e discriminações relacionadas a gênero nas escolas. Os(as/es) adolescentes sugeriram os temas: uso do nome social na chamada; transfobia no Brasil e na escola; disforia[6]; relacionamentos; assédio; olhares de julgamento na rua; relação com familiares e projeto de lei que proíbe casamento homoafetivo no Brasil.

O grupo decidiu que seriam realizados 5 encontros e as temáticas foram coletivamente agrupadas de acordo com suas semelhanças, na seguinte configuração:

- Encontro 1) Transfobia no Brasil, transfobia na escola e uso do nome social na chamada escolar;

- Encontro 2) Relacionamentos familiares;

- Encontro 3) Relacionamentos afetivos e projeto de lei que proíbe o casamento homoafetivo no Brasil;

- Encontro 4) Disforia de gênero, olhares de julgamento na rua e assédio; e

- Encontro 5) Participação do grupo nas análises dos encontros, avaliação do grupo e encerramento do grupo.

A segunda fase do grupo focal foi o próprio desenvolvimento do grupo, oportunizado por meio da execução das discussões coletivas sobre experiências escolares e sobre as temáticas que foram eleitas coletivamente na fase anterior. O Encontro temático 1 discutiu transfobia no Brasil e na escola e o uso do nome social na chamada escolar, a partir da mediação de três reportagens: 1) reportagem da *CNN*: "Cresce 300% o uso de nome social nas escolas públicas na última década" (Araújo; Brito; Neto, 2022); 2) reportagem de *O Globo*: "Trans: quando ter um banheiro é um privilégio que exige luta" (Martins, 2023); e 3) reportagem da

---

[6] A disforia de gênero é um conceito que guia olhares patologizantes psiquiátricos, que reforçam normas sociais hegemônicas definidoras do que é supostamente apropriado às meninas e aos meninos (Bento, 2016). Neste trabalho, os(as/es) adolescentes trouxeram a ideia da disforia como um sentimento para se referirem a angústias relacionadas a não se enxergarem dentro dos padrões sociais hegemônicos sobre gênero.

CNN: "77% dos jovens transgêneros sofrem transfobia no ambiente escolar, diz estudo" (Souza, 2021).

Para o segundo encontro temático, o tema escolhido pelo grupo foi relacionamentos familiares. O diálogo do grupo foi mediado por um vídeo do canal Saúde da Infância denominado "Crianças Trans: Superando Preconceitos e Desafios" (Crianças [...], 2023), o qual traz comentários de especialistas e relatos de familiares de crianças ou adolescentes trans. No final do encontro, os(as/es) participantes receberam de modo privado em seu celular pessoal um vídeo gravado por seus próprios familiares[7], comunicando sentimentos de aceitação e apoio à(ao/ae) adolescente.

O grupo escolheu para o terceiro encontro temático o debate sobre relacionamentos afetivos e projeto de lei que proíbe a união estável entre pessoas do mesmo gênero. Esse projeto de lei havia sido aprovado recentemente pela Comissão de Previdência, Assistência Social, Infância, Adolescência e Família da Câmara dos Deputados. A música "Foi Mal" (2022), da cantora Urias, e fotos de pessoas trans que possuem alguma visibilidade midiática com suas famílias foram utilizadas como recursos para mediar as discussões sobre relacionamentos afetivos.

O quarto encontro discutiu o assédio a pessoas trans, olhares de julgamento na rua e disforia. O grupo assistiu a três recortes do filme *Valentina* (2020), com cenas que mostram a personagem protagonista transgênero recebendo olhares discriminatórios na rua, enfrentando dificuldades para fazer sua matrícula na escola com seu nome social e sofrendo com violências e exclusões. As discussões sobre as vivências escolares e comunitárias dos(as/es) participantes do grupo, nesse encontro, em especial, foram afetivamente fortes e aprofundadas e o grupo funcionou como

---

[7] Na semana do Encontro 3, o autor entrou em contato com os familiares/responsáveis pelos(as/es) adolescentes para manter o canal de comunicação aberto e dar um retorno ao longo do processo dos encontros sobre como o diálogo coletivo com outros(as/es) adolescentes estava sendo percebido como positivo pelo grupo, que mantinha uma postura acolhedora e respeitosa com as diversas experiências dos(as/es) participantes. Solicitou que os familiares/responsáveis gravassem um vídeo curto a ser encaminhado de modo privado aos(às/aes) adolescentes ao final do encontro 3 do grupo focal.

contexto seguro de apoio emocional coletivo e solidariedade entre os(as/es) adolescentes. Precisei realizar um acolhimento individual e ofereci apoio psicológico para uma participante, como previsto no TCLE e no Tale, que sentiu desconforto e pediu para se retirar temporariamente da sala para "tomar um ar", priorizando o bem-estar dos participantes do grupo.

A terceira fase do grupo focal foi realizada no encontro 5, em que os(as/es) adolescentes participaram das análises iniciais dos encontros anteriores, ofertando ideias e posicionamentos críticos, dialogando comigo sobre as interpretações das narrativas juvenis organizadas em núcleos de significação. Valorizou-se a participação efetiva dos(as/es) adolescentes (Perondi, 2021), inclusive, nas análises dos dados.

Entendemos que o próprio contexto da pesquisa é um contexto promotor de desenvolvimento de seus participantes, como abordado por Yokoy de Souza, Branco e Lopes de Oliveira (2008). Essas autoras sistematizam uma lista de critérios de qualidade de pesquisas qualitativas, dentre os quais salientamos: a validação comunicativa; a expertise e o engajamento do pesquisador no contexto cultural da pesquisa; e a coerência com os pressupostos qualitativos (Yokoy de Souza; Branco; Lopes de Oliveira, 2008). A validação comunicativa no contexto das pesquisas qualitativas, especialmente em estudos que envolvem interações sociais e trocas de significados, busca garantir a validade e a confiabilidade dos resultados da pesquisa, por meio de um processo de diálogo e negociação de significados entre os pesquisadores e os participantes. A validação comunicativa reconhece que o conhecimento é construído socialmente e que os significados atribuídos às experiências são influenciados pela interação entre pesquisadores e participantes.

Foi fundamental estabelecer uma relação de confiança, respeito e colaboração com os(as/es) adolescentes, em que suas vozes e perspectivas fossem atentamente escutadas e levadas em consideração no próprio processo de análise e interpretação dos dados. Durante a validação comunicativa, compartilhei com o grupo os resultados preliminares dos encontros passados, buscando *feedbacks*, *insights* adicionais e negociando suas interpretações com os(as/es) participantes.

Por fim, a última fase do grupo focal, também realizada no encontro temático 5, envolveu a avaliação dos(as/es) adolescentes sobre sua experiência, pessoal e coletiva, de participação na atividade e o encerramento do grupo. Eles(as) avaliaram que o grupo oportunizou a construção de vínculos de confiança, de afeto, solidariedade e de identificação entre os(as/es) participantes. Também valorizaram bastante a autonomia e liberdade que tiveram em expressar suas vivências e subjetividades ao longo do grupo.

Concordamos com Leite (2006) sobre a centralidade da afetividade, da interação e do interesse nas práticas e relações pedagógicas e consideramos que o grupo focal oportunizou um contexto afetivo, dialógico e promotor de desenvolvimento dos(as/es) adolescentes. Consideraram o grupo como um contexto acolhedor e seguro, em que puderam compartilhar experiências, que fortaleceu ou criou relações de amizade. Eles(as) desejavam a continuidade do grupo até o final do ano e criaram um grupo de WhatsApp para que pudessem manter-se em contato, mesmo findadas as atividades.

A seguir, apresentamos alguns enunciados que ilustram a avaliação dos(as/es) adolescentes sobre suas experiências no grupo:

> Chaos: *Todo mundo aqui é muito lindo, meu Deus!*

> Blossom: *Você é um amor de pessoa!,* se referindo ao estudante Kayte.

> Spooky: *Blossom é um evento!,* ao chegar de salto alto no grupo.

> Liz: *Foi muito legal, porque podemos falar de coisas que a gente não fala tanto no dia a dia.[...] Eu queria agradecer também, porque acho que isso que você fez, a sua pesquisa, foi muito legal. Importante pra gente também. Porque, eu, por exemplo, não tenho amigos*

trans, assim, no convívio [...]. Eu não tenho muito contato com gente trans diariamente. Então, é muito aliviador contar esse tipo de coisa para gente trans.

Kayte: *Coisa que a gente realmente vive.*

Nori: *Ouvir pensamentos de pessoas como nós.*

Spooky: É muito bom um lugar onde eu possa me encaixar.

Chaos: É muito bom você tá *no lugar e você sabe que não tá sozinho, tá ligado? Tipo, você não tá sozinho, tá todo mundo no mesmo barquinho.*

A seguir, abordaremos os 4 núcleos de significação construídos colaborativamente com os(as/es) participantes: 1) Transfobia escolar e cobranças sociais de passabilidade e sucesso escolar de estudantes trans; 2) Acolhimento e resistências das famílias à transição social e à transexualidade dos(as/es) adolescentes; 3) "O amor não é pras travestis": relacionamentos e afetos; e 4) "Nós por nós com os outros": sugestões para a escola, professores, professoras, alunas, alunes e alunos.

4.1 Transfobia escolar, cobranças sociais de passabilidade e sucesso escolar de estudantes trans

Yê: *Acho que depende também, porque olhares de julgamento na rua, para todo lado, é mais quão passável você é. Então depende.*

Liz: *Pra mim, eu acho que tenho que mascarar o tempo todo. Como sou, por baixo, sabe?*

Nori: *Na época eu tinha o cabelo muito grande. Quando me descobri, eu queria arrancar esse cabelo logo. Lembro que usava muita roupa por baixo pra esconder os seios, usava roupa larga assim, [...] calor, assim, 40 graus e eu ia e colocava casaco, porque eu*

> tinha pavor de 'parecer uma menina', *entre aspas. [...] eu tô passando mal na secretaria (da escola). Aí, foi lá ver meu nome e perguntaram, tipo: 'uai, mas seu nome é esse aqui. Mas, você tem corpo de mulher? [...] você tem peito, bunda'. Eu falei: ´Oxi´. Me senti muito desconfortável, porque* era uma pessoa adulta, já, falando sobre o meu corpo assim.

> Spooky: *Depois que eu me entendi, eu sempre me vesti de uma maneira andrógina. Mas, eu já ouvi falarem, uma pessoa hetero cis chega em mim e fala: '[...] a tua amiga lá, a menina que finge ser menino'. [...] Eu acho muito sem noção [...] parece muito absurdo pra mim.*

> Kayte: *Sou uma pessoa muito andrógina, então, às vezes, dá uma confundida. Mas, geralmente, as pessoas perguntam: 'você é menino ou menina?' [...] Não to tentando ser muito feminino e nem muito masculino. Só tô vestindo o que tá aí, o que dá pra comprar com meu dinheiro.*

Os(as/es) adolescentes mostraram dúvidas no primeiro encontro do grupo focal, no momento de autodeclararem seus pertencimentos étnico-raciais; a maioria se autodeclarou como pessoa branca. Tinham maior segurança ao declarar sua identidade de gênero e sua orientação sexual. A diversidade de gêneros do grupo foi grande: duas adolescentes se declararam como "mulheres trans"; três como "garotos trans", sem definições sobre ser homem trans ou transmasculino; um participante se apresentou como "não binário, afiliado ao masculino" e um participante como "não binário agênero". Nenhum adolescente se declarou como travesti.

No que se refere à orientação sexual, a maioria dos(as/es) participantes se declarou bissexual e dois participantes optaram por não se rotular nesse assunto.

Muitas pessoas trans, que vivem em sociedades cuja norma é heterossexual e cisgênera, relatam vivenciar experiências relacionadas à passabilidade (York, 2020) e a acionar performances de gênero (Costa Rodrigues, 2023), em que buscam se adaptar a padrões do que é entendido como natural ou normal e do que é esperado socialmente do masculino ou do feminino. No grupo, os(as/es) adolescentes afirmaram que a passabilidade condiciona o fato de você ser mais vulnerável a olhares de julgamento e violências em espaços públicos. Nesse sentido, aproximar-se esteticamente do que se espera socialmente que seja um homem ou uma mulher traz também uma expectativa de que essa pessoa se comporte obedecendo à norma heterocisnormativa.

Em uma entrevista feita por Flávio Nantes em 2021, a professora travesti Letícia Nascimento questiona se as corporalidades travestigêneres com passabilidade seriam realmente mais seguras; para ela, essa é uma mentira porque o corpo trans sempre é matável. Ela considera que a passabilidade amplia o acesso de pessoas trans a alguns espaços sociais e pode trazer uma sensação de maior segurança e menor julgamento (como o grupo afirmou). Entretanto, afirma que a pessoa trans, ao revelar sua transexualidade, geralmente é reduzida novamente a um potencial alvo de violência, julgamentos, olhares e violações.

O grupo trouxe diversas narrativas sobre episódios em que foram alvo de exclusão e silenciamentos por parte de educadores e educandos. Consideraram que quem mais viola os direitos de estudantes trans na escola eram os demais educandos (Chaos: "*O pior é os alunos*") e alguns professores (Kayte: "*Tem alguns professores, em específico*"); que as equipes de direção da escola conseguiam "às vezes, maneirar" (Spooky); e que de todos os servidores das escolas confiavam apenas nos psicólogos escolares. As informações trazidas pelo grupo dialogam com Nunes (2021), que aponta que os maiores agentes de violência (*bullying*) são os(as/es) estudantes da mesma série, seguidos de familiares dos(as/es) estudantes empatados com professores(as). As narrativas juvenis do grupo também corroboram os dados da literatura (César; Ribeiro, 2009; Santos, 2010), que indicam que estudantes trans frequentemente enfrentam exclusões nas suas escolas.

Por outro lado, os(as/es) adolescentes também ressaltaram que existem professores e colegas estudantes, especialmente as meninas, que também são a principal fonte de apoio para enfrentar situações de violência e transfobia dentro da escola. O grupo valorizou o papel de alguns professores como pessoas que os respeitam e os incentivam em suas vidas e que usam seus nomes sociais na escola. Esses professores foram significados pelos(as/es) adolescentes como "maravilhosos" e alvos de seu amor, confiança e respeito. Entretanto, consideraram que os principais atores escolares para sua proteção contra a transfobia na escola são eles(as/es) mesmos(as/es) e os(as/es) demais estudantes trans.

> Liz: *Foi horrível, fiquei muito mal.* Não tive apoio da direção, então. *Por exemplo, teve uma hora que eu tava chorando muito, fiquei muito mal. Nesse mesmo dia, eu tava tipo, foi uma roda de pessoas, de meninas, me apoiar. Eu acho isso muito bonito.*

> Nori: *Só que alguns professores meus já estavam conseguindo me chamar pelo nome social. Só que uma professora daqui [...] ela é maravilhosa, aliás. [...] amo ela. Ela veio me chamar pelo nome social e ela me incentivava. Falava:* ´Não, vem, tenta mais uma vez´.

> Chaos: *Na minha escola mesmo, nem os professores. É a psicóloga da escola, só ela. Porque, de resto, sou eu e eu.*

> Nori: É a gente pela gente *[...] aqui,* não sinto protegido por ninguém não.

> Chaos: *A gente pela gente e o mundo.*

> Spooky: *Eu ia falar que é cada um por si. Mas, é a gente pela gente. Eu não consigo viver e ver uma pessoa sofrendo e não fazer nada.*

Os(as/es) adolescentes também se queixaram no grupo sobre leituras superficiais da equipe escolar sobre seu gênero, quando se distanciam dos padrões estéticos, comportamentais e de escolhas socialmente esperados pela sua transexualidade.

Apesar de a expressão de gênero ser associada pelos(as/es) adolescentes a sentimentos de bem-estar, empoderamento e autodeterminação, todos(as/es) relataram experiências escolares em que educadores e outros educandos questionavam o uso de roupas andróginas, cabelos, e corpos que divergiam da lógica binária de gênero.

Os(as/es) adolescentes se sentiam desrespeitados nas escolas, em seu círculo de amizades e em suas comunidades, quando seu nome social era questionado e/ou quando eram significados de modo reduzido à sua transexualidade, sendo tratados por vocativos como "*transchaveirinho*" (Spooky) ou "*meu trans de estimação*" (Chaos). Narraram sentimentos de ódio, raiva e indignação diante da invalidação de sua subjetividade, reduzida à identidade de gênero dissidente ou a um nome social que seria "de mentira".

Spooky: *Quando me apresento no masculino, tem sempre um amigo que fala: 'ah, esse aqui é minha amiga, e ela é trans'. E me apresento no nome masculino. A pessoa nem percebe que tá fazendo isso, mas isso me machuca. [...] É muito ruim [...] automaticamente você perde a personalidade naquela hora.*

Chaos: *Em sala de aula, o meu nome social já na chamada. E os professores (me) chamando pelo nome morto [...] Eu levantava a mão e falava: 'meu nome social não tá aí?'. Aí, eles: 'Ah, tá! É que não tinha visto'. Sendo que vi na chamada, o meu nome social tá em negrito, itálico, em caixa alta. Não tem como não ver. Fiquei nervoso.*

Spooky: *Aí vem a famosa pergunta: 'E o seu nome de verdade?'*

Kayte: *Nossa!*

Nori: *Eu odeio.*

Chaos: *Odeio! Nossa, é tão sem noção, cara! Se você não se sentir desconfortável... 'Qual seu nome de verdade?'*

> Spooky: *Meu nome de verdade é o que eu falei.*

> Chaos: *O meu nome de verdade? É? Ah, porra, já falei!*

> Spooky: *Que ódio!*

Leticia Nascimento (2021, p. 101) parafraseia Frantz Fanon, ao afirmar a existência de um "delírio cisgênero", quando a cisgeneridade universaliza sua própria condição e não se percebe também como corpos generificados. Segundo essa pesquisadora, pessoas trans podem contribuir para o "delírio cisgênero" e reafirmar o "CIStema de sexo-gênero-desejo" (p. 30), quando se distanciam da autodeterminação e acreditam que existe passabilidade.

Além disso, diante de situações de exclusão e violência, os(as/es) adolescentes narraram comportamentos heteroagressivos e autoagressivos, que teriam a função de defesa subjetiva, de obter respeito e reconhecimento social. Com a heteroagressividade, eles(as) frequentemente acabavam sendo significados socialmente como "pessoas agressivas".

> Chaos: *Se eu não agir na agressividade, ninguém vai me respeitar nessa merda. Se a gente não agir na defensiva, ninguém vai olhar pra gente com respeito. Tem que agir, senão vamos ser vistos como só mais um.*

> Spooky: *A gente cria uma casca assim, sabe?! A gente vai sempre na agressiva. A minha mãe [...] estava passeando no shopping, na praça de alimentação. E ela viu uma mulher trans e ficou olhando pra unha da mulher. E, aí, a mulher tipo, percebeu aquele olhar e já foi na defensiva. Porque, obviamente, a gente tá sempre na defensiva. Uma pessoa encara demais pra mim, eu já penso que perdeu o cu na minha cara. Que que é isso? Aí, ela perguntou (para minha mãe): 'Tem algum problema?'. Aí, minha mãe: 'não, eu só achei sua unha bonita'. E a mulher ficou sem graça, porque não tá acostumada com esse tipo de coisa. Mas a minha mãe ficou ofendidíssima com isso. Eu que expliquei pra ela que ela foi na defensiva e o porquê. Porque tá sempre sofrente e acaba que fica agressivo, uma defesa.*

Já a autoagressividade foi narrada pelo grupo como uma estratégia de adaptação para sobreviverem em contextos que violam seus direitos, tanto na escola quanto nas suas comunidades, mesmo que, para isso, precisem se submeter ao "CIStema de sexo--gênero-desejo" (Nascimento, 2021, p. 30). Os(as/es) adolescentes narraram no grupo usar estratégias diversas, a fim de se esquivar de violências relacionadas ao uso do banheiro na escola, dentre as quais o manejo de horários em que bebem água, e autoviolências, que, supostamente, evitariam violações maiores, em uma espécie de estratégia de redução de danos.

> Spooky: *Infelizmente, a gente não gostar de algo não vai mudar a sociedade. Então, é fazer, encaixar para sobreviver. O medo de sofrer homofobia, que é um negócio sério... Para ser LGBT, você precisa ter muita coragem.*

> Yê: *Eu uso (banheiro) antes de vim pra escola, para poder passar o dia de boa.*

> Kayte: *Eu evito beber água nas primeiras horas. Só bebo depois do recreio, mas ai eu bebo muita.*

> Nori: *Mentira?*

> Kayte: *Impedido de mijar.*

> Nori: É uma violência a si mesmo causada pela sociedade.

> Spooky: *A gente se sentir coagido a agir assim.*

Além disso, os(as/es) adolescentes narraram as suas relações com o ambiente escolar como atravessadas por maiores cobranças por sucesso escolar, em comparação a estudantes cisgênero. Eles(as) apontaram que essa cobrança desproporcional de sucesso escolar e de passabilidade é também direcionada a pessoas de outras minorias subalternizadas.

> Liz: *A gente que é trans, e* várias minorias também. *Tem meio que essa* obrigação *de se destacar um pouco. [...] principalmente porque qualquer erro que fizer, é o fim do mundo. Fez isso é porque é trans. A gente tem que ser inteligente, tem que destacar, tem que ter boas notas, meio que além do restante dos cis.* Acho que (a cobrança vem) *da sociedade, que aí vira uma coisa* interna. *E a gente é* obrigada *a ter esses pensamentos críticos, por causa do que a gente passa.*

> Kayte: *Tem meio essa* cultura de homem ser asse-diador, *e, como eu ando muito com garotos, eu fico observando [...] geralmente acontece com as meninas [...] eles não se opõem com isso. Mas, eu tento sempre alertar os garotos, não concordo.*

> Nori: *Eu acho uma questão, também, é o quanto que os trans masculinos que convivem com muitos homens eles acabam replicando muitos* comportamentos misóginos *que os meninos cis costumam ter.*

Apesar de serem estudantes com boas notas e de não terem histórico de reprovação, significaram que seu sucesso escolar é entendido pelas escolas como obrigatoriedade e uma espécie de compensação. Como analisado por César e Ribeiro (2009), a pessoa trans representa simbolicamente a subversão das concepções normativas sobre corpo, sexualidade e gênero. A maior cobrança de sucesso escolar percebida pelos(as/es) adolescentes pode ser um dispositivo institucional que disciplinaria essa subversão simbólica.

Essa maior cobrança por sucesso escolar é internalizada ativamente pelos(as/es) adolescentes, de modo que as suas experiências escolares canalizam culturalmente suas significações sobre a escola e sobre si. Além disso, a reafirmação de um "CIStema de sexo-gênero-desejo" (Nascimento, 2021, p. 30), na cultura escolar, tem favorecido a reprodução de comportamentos misóginos e assediadores por garotos cis e por garotos trans, como criticado pelos(as/es) adolescentes no grupo.

Em síntese, os(as/es) adolescentes relataram no grupo se sentir negligenciados diante da transfobia dentro das escolas, significada como um ambiente de exigência de passabilidade em suas expressões de gênero, de cobranças desproporcionais de sucesso escolar, e de violências cotidianas vindas dos demais estudantes, de professores e de familiares dos estudantes.

Em perspectivas socioculturais sobre desenvolvimento humano (Branco, 2021; Madureira; Holanda; Paula; Fonseca, 2021; Yokoy; Rodrigues, 2021), salienta-se a importância de valores, crenças e afetos para o desenvolvimento e que o contexto sociocultural canaliza culturalmente as experiências das pessoas e suas significações sobre si mesmas, sobre os outros e sobre sua realidade. Nesse sentido, reiteramos a importância de uma formação qualificada, inicial e permanente, em questões de gênero e diversidade de todas as equipes escolares, para que o ambiente escolar promova desenvolvimento, acolha, proteja e garanta os direitos de educandos com identidades de gênero dissidentes, como os(as/es) adolescentes deste trabalho.

Na sequência, apresentamos as análises relacionadas ao segundo núcleo de significação coconstruído com os(as/es) participantes, relacionado ao acolhimento e a resistências das famílias ao processo de transição social e à transexualidade de adolescentes.

4.2 Acolhimento e resistências das famílias à transição social e à transexualidade dos(as/es) adolescentes

Yê: *Eu acho que também uma outra palavra que enquadra bem, que é acolhimento. Um apoio ok, respeitar. Mas, você acolher, é outra coisa. [...] No final do ano passado, primeiro conversei com minha avó, parte de mãe. Eu contei pra ela e ela reagiu, me acolheu de boa. [...] Sabe, mas não sabe. Só minha mãe que me chama pelo nome (social) [...] Ela entende totalmente, ela apoia totalmente, mas entendo as dificuldades de chamar. [...] minha mãe, por exemplo, em ambiente social, ela preza muito me chamar de Yê e tudo mais.*

Então, acho legal. Em casa, também, ela tá cada vez mais me chamando assim. Agora, o resto (dos parentes) não chama.

Chaos: *Foi mais ou menos em 2020, 2021, me descobri. E, nessa época, ainda estava na pandemia, quarentena, passava boa parte do tempo na internet, TikTok. Começou a aparecer muita coisa sobre. Comecei a pesquisar e a identificar com muita coisa. [...] de repente, aquele vídeo [...] eu vi* não era só loucura, era real. *Era uma cena de uma pessoa falando que garoto trans, ele falando que não era menina e que nasceu no corpo errado, que era um menino [...] Lembro que, no dia que tive certeza disso. [...] Cheguei e falei: ʹmãe, se eu me identificar um garoto, como você reagiria?ʹ. Ela: 'uai, reagiria normal [...] Eu te conheço'. Aí, eu contei a verdade, que tava me identificado como um garoto trans. Na hora, ela falou 'ok! Ele/dele? Você quer que eu te chame por qual nome?' [...] Ela estranhou, meio no início. Mas, agora, ela se acostumou. É como se a vida inteira eu fosse assim, não tivesse nascido menina [...] O tranquilo não tá sendo pensar como meus avós vão reagir [...] Eles não sabem. [...] tava passando (na TV) sobre pessoas LGBT. E minha avó perguntou se eu sabia o que significava essa sigla. Eu tinha uns 13 anos de idade, por aí. Eu falei: 'ah, isso aqui é normal'. Aí, ela: 'mas, você sabe que isso é errado, né? Deus não gosta'. Eu só calei minha boca no mesmo momento, porque, naquele momento, eu tava me descobrindo bissexual. Então, só calei a boca, falei um: "entendi". Aí, depois me descobri pan e trans. Eu tô no acompanhamento psicológico, inclusive, que tem sido bom, não só para ansiedade, depressão, essas coisas, mas também pra preparar meu psicológico pra quando minha vó vai reagir, minha tia, avô. O restante da família. Os parentes por parte de mãe ninguém sabe. Alguns por parte de pai já me chamam certo. Mas, (do lado) materno, ninguém sabe.*

Kayte: *Eu até entendo, porque ele é uma pessoa mais velha. A TV não mostra esse tipo de coisa, sabe? Coisa positiva. Mostra só 'gay morreu', 'LGBT morreu'. E sempre vai num caminho pessimista [...]* não tem ninguém ao meu redor para falar sobre isso comigo de uma positiva. Então, tá indo assim. [...] *Eu falei logo tudo. Ela tava se mudando para outro país, então, o que posso perder? Tudo. E foi de boa. [...] com meu avô, foi mais complicado, que ele é um senhorzinho. Ele não acredita muito nessas coisas. Ele entra na* internet, *só que ele vê Leo Linz, esse povo aí. [...] Ele disse: 'não vou poder te chamar assim' e bla bla bla, 'é uma fase'.*

Liz: *Pra mim, sempre foi tranquilo. Eu acho que sempre fui o tipo de criança que sempre você via. Eu sempre fui muito feminina, então, sempre soube. [...] Eu entendo bastante o lado deles. Infelizmente. A gente tem que entender? Mas eu fico meio triste. [...] Depois dessa questão de me descobrir, eu fui me afastando e meio que perdendo contato. Só que um peso na consciência, porque eu não queria. É muito triste a gente ter que ter esse afastamento por causa de como a gente é.*

A configuração familiar de todos(as/es) adolescentes do grupo é diversa e diverge dos padrões normativos de família nuclear burguesa. Quatro moram com a mãe e padrasto, que consideram como "meu pai"; um(a/e) mora com a bisavó; outro(a/e) com pai e avó; e um(a/e) com a mãe e com "um povo que vai lá de vez em quando" (Yê).

Essa mesma diversidade de arranjos familiares é verificada nas famílias de todo o país, conforme os dados divulgados pelo Departamento Intersindical de Estatística e Estudos Socioeconômicos – Dieese (2023) –, com base nos dados da Pesquisa Nacional por Amostra de Domicílios Contínua (PnadC) do Instituto Brasileiro de Geografia e Estatística (IBGE), referentes ao 3.º trimestre de 2022: "A composição considerada 'tradicional', de chefe, cônjuge e filhos, teve a importância relativa reduzida, enquanto, por outro lado, cresceu o número de arranjos de casais sem filhos, núcleos unipessoais e famílias monoparentais com filhos ou parentes"

ADOLESCÊNCIAS TRANS: NARRATIVAS DE DIVERSIDADE, ACOLHIMENTO E EXCLUSÃO

(p. 4). Os indicadores demográficos recentes mostram que: a) a maioria (50,8%) dos domicílios brasileiros é chefiada por mulheres; b) o arranjo familiar composto por casal com filhos caiu de 43,8% para 40,2% nos últimos três anos no país; c) as famílias monoparentais com filhos e chefia feminina predominam sobre aquelas com chefia masculina (14,7% e 2,3%, respectivamente); e d) que os arranjos familiares mais vulneráveis socioeconomicamente são os de famílias com chefia feminina com filhos sem cônjuge.

Além da diversidade de configurações familiares, também foi narrada no grupo grande diversidade de atitudes dos familiares com relação à transexualidade dos(as/es) adolescentes. Alguns(as/es) sentiram vontade de convidar as mães para participar do grupo, dizendo que elas certamente aceitariam; outros(as/es) entendiam que elas não iriam; e outros(as/es) disseram que levaria um longo tempo (uns "40 anos") para elas dialogarem sobre e aceitarem sua transexualidade.

A minha experiência profissional como psicólogo escolar da SEEDF mostra frequentemente que os(as/es) estudantes não dialogam sobre sua identidade de gênero dissidente com seus familiares; muitos(as/es), quando o fazem, não são apoiados por suas famílias; ou que os familiares vivenciam um processo de aceitação em construção. No grupo, alguns(mas/mes) adolescentes sentiram falta da participação de um(a/e) colega da escola; infelizmente, a sua família não respondeu ao convite para participar do grupo. Considerando os procedimentos éticos, os familiares/responsáveis legais pelos(as/es) adolescentes assinaram um TCLE, autorizando a participação dos(as/es) adolescentes nos encontros. Com isso, não foi possível que adolescentes cujas famílias não os apoiam em suas identidades de gênero participassem do grupo focal.

A transição de gênero é única para cada pessoa; não existe um cronograma, uma regra, ou um passo a passo a ser universalizado. No caso dos(as/es) participantes do grupo, todos(as/es) já se autodeclaram na ocasião como adolescentes trans, independentemente de qual momento da sua transição. Porém, narraram diversas experiências relacionadas a suas infâncias, adolescências, descobertas e compreensão da sua condição de gênero. Alguns(as/es) adolescentes narraram já se sentir transgênero desde a infância ("sempre soube"); outros(as/es) se entenderam como pessoas trans a partir do acesso a mais informações a respeito de transexualidade no início da sua adolescência (não era *loucura, era real*"). O que o grupo entendeu que partilhavam foi o fato de terem escolhido enfrentar julgamentos, exclusões sociais e violências para fazer da sua dissidência de gênero algo TRANSformador para as suas vidas.

Do ponto de vista sociocultural, validamos a diversidade das experiências de adolescências, de identidades de gênero e de orientações afetivo-sexuais dos(as/es) participantes deste livro, rejeitando análises universalizantes e normativas dos processos de desenvolvimento humano. Como afirmado por Yokoy e Rodrigues (2021), são necessárias análises contextualizadas, diversas, socioculturais e interseccionais das múltiplas possibilidades de adolescências na contemporaneidade e que posicionem os(as/es) adolescentes de modo ativo, participativo e criativo em suas comunidades culturais.

A reação de um familiar a respeito da anunciação da transexualidade também foi significada pelos(as/es) adolescentes como algo imprevisível e diverso, variando de um apoio incondicional até atitudes de omissão, julgamentos morais e rejeições. Os(as/es) adolescentes narraram resistências e esforços dos familiares a usarem seu nome social, a reconhecerem sua transexualidade e a outras mudanças de signos externos (ex: corte de cabelo, tamanho de unhas, roupas) relacionados à sua transição social.

A maior parte dos(as/es) adolescentes afirmou assumir uma atitude compreensiva ("Eu entendo bastante o lado deles") diante das ambiguidades ("sabe, mas não sabe") e dificuldades de muitos familiares em respeitar sua transexualidade, mesmo que se sintam tristes com isso. Alguns(as/es) adolescentes consideraram importante que tenham apoio psicológico para se preparar para manejar as reações de alguns familiares, especialmente de pessoas mais velhas e com crenças consolidadas sobre o binarismo de gênero.

Como vimos, a literatura sobre familiares de crianças e adolescentes trans (Pires; Zaragoza, 2023; Zerbinati; Bruns, 2018) traz evidências de sentimentos de ansiedade, despreparo, culpa, medo de rejeição social, luto, dentre outros, e afirma a relevância da oferta de serviços de apoio psicológico a crianças e adolescentes trans e a suas famílias. Esse apoio pode colaborar para que essas famílias ressignifiquem valores e crenças arraigadas sobre binarismo de gênero e diversifiquem recursos a serem mobilizados para o enfrentamento aos desafios relacionados à transição de gênero de crianças e adolescentes e à transição para um novo ciclo de desenvolvimento familiar.

Os relatos no grupo e as minhas experiências profissionais mostram que, geralmente, essa comunicação da transexualidade a familiares é acompanhada por demanda de uso de novos pronomes de gênero de preferência e de validação de um novo antropônimo, um nome (social), diferente daquele atribuído à pessoa desde o resultado de um exame de sexagem fetal, batismo ou nascimento (Mota, no prelo).

Para os(as/es) adolescentes do grupo, tornar pública sua transexualidade foi significado como um ato de coragem e liberdade, como um ato político e como uma questão de sobrevivência, em que se paga um preço caro. Esse preço frequentemente se vincula a sentimentos de tristeza e culpa ("peso na consciência"), pelo distanciamento de familiares queridos, que rejeitavam a dissidência de gênero dos(as/es) adolescentes, se recusavam a usar seu nome social e seus pronomes de gênero de preferência.

Os(as/es) adolescentes destacaram criticamente o impacto que a mídia de massa tem nesse momento, canalizando socioculturalmente preconceitos, discriminações e exclusões de pessoas trans. As narrativas do grupo exemplificaram que as representações midiáticas de pessoas da comunidade LGBTQIAPN+ são estereotipadas, caricatas e/ou de caráter negativo (alvos de piadas, mortes, violências) e gostariam que existissem mais representações positivas e mais diálogo sobre as experiências de sucesso de pessoas trans.

Ao término do segundo encontro temático do grupo focal, os(as/es) adolescentes receberam individualmente vídeos gravados por seus familiares, nos quais expressavam sentimentos de apoio e aceitação. Após assistirem ao vídeo, o grupo partilhou suas reações. Para a maior parte do grupo, foi um momento bastante emocionante ("*lindo*", "*fofo*") e em que se sentiram muito felizes e amados(as/es) por seus familiares. O bem-estar dos(as/es) adolescentes, incluindo sua autoestima e confiança, está correlacionado a vínculos sociais de qualidade e à sensação de pertencimento, respeito, acolhimento e apoio da família e da rede de amizades (Zerbinati; Bruns, 2018).

Para um adolescente (Kayte), entretanto, deu-se um maior tempo para ele assistir ao vídeo e narrar sua reação, caso ele desejasse e se sentisse confortável em o fazer. Ele receava que a família colocasse fotos suas vestido de menina ("*Se aparecer foto minha, eu não assisto mais, taco (o celular) no chão. [...] Minha reação vai ser horrível*"). Ele considerava a sua relação com sua família mais delicada, pois sua mãe estava se mudando para outro país, morava com o avô idoso que dizia que sua transexualidade era "uma fase" e se recusava a chamá-lo por seu nome social, e significava sua família extensa como "o resto". Sequer esperava que sua família gravasse o vídeo para ele e relatou que se sentiu "assustado" (sic) pelo fato de o terem gravado.

Trabalhar com crianças e adolescentes trans, de forma a garantir seus direitos, envolve a participação dos seus responsáveis de forma respeitosa e próxima, acolhendo o tempo de cada criança ou adolescente trans e o tempo dos seus responsáveis, o que é um grande desafio metodológico e profissional. A fala, a postura e o comportamento do participante Kayte chamou a atenção, porque vimos que trabalhar aspectos familiares naquele encontro do grupo pareceu não estar dentro do tempo dele, que considerava que falar da vida pessoal era algo "estranho" (sic).

De modo resumido, o segundo núcleo de significação analisou a grande diversidade de experiências dos(as/es) adolescentes em seus arranjos familiares; nas dinâmicas familiares relacionadas a aceitação/rejeição/ambivalência com relação à transexualidade; em seus processos de transição de gênero e transição social. O que o grupo reconheceu em comum foi a decisão significada como corajosa de tornar pública sua transexualidade e confrontar processos excludentes e violências, transformando sua dissidência de gênero em algo TRANSformador em suas vidas, mesmo que tenham que pagar um alto preço por isso. O grupo também sinalizou para a importância da existência de serviços de apoio psicológico para adolescentes trans e suas famílias, como contexto de suporte para lidarem com os desafios da transição de gênero.

4.3 "O amor não é pras travestis": relacionamentos e afetos

> Spooky: *Meu último relacionamento, ele é aberto, porque não sou apegado a isso, de um só, de ciúmes. Não tenho ciúmes de relacionamento amoroso. E eu queria dar essa liberdade para eles, porque não sou muito presente na vida de ninguém. Eu não saio de casa, não falo no whats. Eu sou um fantasma [...] Pra mim, é muito tranquilo essa coisa de não monogamia. [...] A gente não vive, a gente sobrevive. [...] Quando alguém faz o mínimo, você assusta.*

> Chaos: *Os dois primeiro me assediavam, olha que legal! (ironiza). O terceiro, ele chegava, era totalmente possessivo e não assumia isso [...] Ultimamente, meus relacionamentos são 2D, eu e a tela do computador e personagem fictício [...] se for para namorar e querer ficar com mais pessoas, que você assuma o seu namorado ou namorada como ficante. Porque não vai ser um namoro se você vai ficando com mais pessoas (no futuro). Eu penso eu casado com dois filhos.*

> Nori: *Eu só namorei gente cis, praticamente [...] Gente, esse relacionamento foi tão disgraçoso [...] Ele não queria me assumir, não. Pra ninguém [...] eu até entendia o caso dele, porque a família é super homofóbica, e não sei o quê. Foi até que percebi malefícios. Eu tinha que ficar toda hora me escondendo. Não era primeira vez.*

De todos relacionamentos, nunca fui assumido [...] É horrível, um negócio que não desejo pra ninguém [...] Se for namorar com alguém, namore com alguém que tenha coragem de enfrentar isso com você. É uma dor que dói muito. Sinto inveja. A gente vê casais cis se relacionando, até casais LGBT... Querendo ou não também é uma coisa difícil. A gente sente uma certa inveja. Parece que nunca vai ter aquilo, parece que vai demorar muito pra ter algo assim. Ser pessoa trans e relacionamento é uma coisa difícil de lidar [...] (no futuro) Só sei que vou ter gato. Já relacionamento, não sei [...] mulher trans sofre pra caralho [...] Ela tá submetida a duas coisas: a misoginia e a transfobia.

Liz: Você recebe uma coisa que é mínima, mas que, pra mim, é o mundo, sabe?! Numa relação [...] Eu tô conhecendo um cara aqui da escola [...] os outros falam só por causa do meu gênero. Tipo, zuando ele, porque ele tá gostando de uma menina trans [...] A gente vive numa solidão muito grande, sabe? [...] Quando você é travesti e mulher trans que prefere se relacionar com homens, é um pouco mais forte. Porque homem tem mais essa questão. Maior, tem esse julgamento maior. Por exemplo, o cara que tá sendo julgado porque gosta de mim. Então, eu sinto que não posso ter isso de um jeito saudável, de um jeito bom, porque sou trans. [...] é muito triste ficar sabendo que nunca vou ter uma relação normal, sem que alguém pense ou fale alguma coisa que seja, tipo, preconceito [...] Eu lembro, acho que Liniker ou Linn da Quebrada, que fala algo que levo pra minha vida. Ela fala que 'amor não é coisa para travesti'. Eu acho muito forte. E não que a gente não merece, não que não quer. Mas, que a gente vive numa sociedade que não tá preparada para dar isso pra gente. Como a gente merece. Como a gente quer [...] na minha expressão de gênero, eu sinto que tenho que (me) montar muito pra poder ser passável, poder tá na sociedade, sair de casa. Me maquiar, roupa, tudo isso, sabe? Por exemplo, na escola, eu nunca venho sem maquiagem [...] não conseguiria ficar confortável sem eu estar montada perto da pessoa, sabe? [...] (se fosse uma pessoa trans), eu acho que seria mais confortável. Porque eu acho que, não que eu seja uma farsa, é claro, mas que, às vezes, quando eu tô com uma pessoa cis, é como se eu fosse julgada dessa forma, sabe?

Assim como verificado nos núcleos anteriores, as narrativas juvenis dos(as/es) adolescentes sobre seus relacionamentos afetivos e sobre sua sexualidade foram caracterizadas por grande diversidade. Com base nas suas vivências e interações com amigos, na escola, na família, na sua comunidade, em mídias e redes sociais, alguns(mas/mes) participantes se definiram como "arromântico", relatando que foi demorado aceitar a sua sexualidade; outros(as/es) refletiram sobre sua possível assexualidade; outros(as/es), como vivências bissexuais e heterossexuais.

Uns(mas/mes) adolescentes disseram ter optado por relacionamentos monogâmicos e românticos, se imaginando no futuro casados(as/es) e com filhos(as/es). Outros(as/es) têm preferência por outros formatos de relacionamentos afetivo-sexuais, como relacionamentos abertos e/ou relacionamentos não românticos.

O grupo relatou que existe um processo longo para que adolescentes trans construam relações afetivo-sexuais e sentimentos de confiança, por conta de riscos enfrentados e da violência transfóbica no cotidiano, em manifestações concretas e simbólicas. Os dados recentes da Associação Nacional das Travestis e Transsexuais do Brasil (Antra), compilados por Benevides (2024), comprovam os múltiplos tipos de violência e a grande vulnerabilidade dos corpos trans no país; no último ano, houve, inclusive, um aumento de 10% nos homicídios de pessoas trans.

No grupo, os(as/es) adolescentes narraram que suas experiências afetivo-sexuais, especialmente com pessoas cisgênero, foram marcadas por "malefícios" e desgraças, como sentimentos de solidão, falta de cumplicidade e de reciprocidade, e serem alvo de posse, julgamentos e assédio de seus(suas/sues) parceiros(as/es). Não eram publicamente assumidos(as/es) por seus(suas/sues) parceiros(as/es) e precisavam permanecer constantemente "escondidos(as/es)". Alguns(mas/mes) adolescentes sentiram dificuldades ou resistiram a projetar seu futuro e seus relacionamentos amorosos, quando foram solicitados no grupo, assumindo uma postura de humor e provavelmente defensiva de que dedicarão seus afetos apenas a seus gatos e cachorros de estimação (*"Meu único relacionamento vai ser com minha cachorra, e apenas com ela. Todo meu amor vai pra ela"* – Kayte).

Além disso, os(as/es) adolescentes relataram que precisavam estar sempre "montados" para potencializar sua passabilidade e se sentirem mais confortáveis, sem disforia de gênero. A pressão social para padrões estéticos binários também foi vista como um fator que distancia pessoas trans de relacionamentos amorosos. A expressão de gênero, segundo o grupo, está diretamente relacionada a uma transição social que ainda seguiria o binarismo de gênero da sociedade cisnormativa.

O grupo unanimemente afirmou que essa situação é especialmente intensa para as mulheres trans, que são alvo simultâneo de misoginia e transfobia, inclusive, em seus relacionamentos afetivo-sexuais. Na ocasião em que uma adolescente se sentiu desconfortável e pediu licença para sair da sala durante discussão sobre disforia, assédio e julgamentos sociais, o próprio grupo acolheu os sentimentos dela de insegurança, medo e sensação de impunidade das violências a que as meninas trans estão mais vulneráveis.

A participante Liz ressaltou que, frequentemente, a relação afetivo-sexual de pessoas trans e travestis costuma ser atravessada por julgamentos morais vindos de parceiros cisgênero e pela hiperssexualização e fetichização do corpo trans, especialmente do corpo das meninas travestis. A adolescente refletiu profundamente sobre a solidão de pessoas trans, com apoio em versos de músicas de artistas trans. Ainda que se signifique como uma pessoa passável, que quer e merece afeto, ela projetou um cenário futuro em que se sente triste, pois considera que nunca terá um relacionamento livre de preconceitos e julgamentos em uma sociedade transfóbica como a sociedade brasileira.

A solidão de pessoas trans é um tema analisado pela pesquisadora travesti Letícia Nascimento (2011), ao refletir sobre a passabilidade. Por um lado, a passabilidade pode abrir caminhos para o acesso de pessoas trans a diversos locais. Por outro lado, a partir do momento que a sua transexualidade vem à tona, também emergem preconceitos e a maior vulnerabilidade a violências e à solidão.

A psicanalista transexual Adriana Beatriz Batista (2022) levanta a questão sobre se o amor é um privilégio cisgênero em uma sociedade transfóbica como a brasileira, que não reconhece as mulheres trans como mulheres. Ela reflete sobre a solidão e o isolamento enfrentados por mulheres trans e travestis, destacando a maneira como seus corpos são frequentemente objetificados, hiperssexualizados e fetichizados. Ao mesmo tempo em que o Brasil é o país que mais mata mulheres trans no mundo, é o maior consumidor de pornografia relacionada a mulheres trans e travestis.

Batista (2022) ainda observa que, em geral, homens cis heterossexuais enfrentam dificuldades em assumir publicamente relacionamentos amorosos com mulheres trans ou travestis, com receio de serem questionados sobre sua própria orientação sexual e serem significados como gays. Têm medo de sofrerem estigmatizações sociais, chacotas e preconceito por parte de amigos e familiares. Como resultado, muitos optam por manter seus relacionamentos afetivo-sexuais com pessoas trans em segredo, limitados a encontros casuais e emocionalmente superficiais, para satisfazerem seus próprios desejos fetichistas. Assim, existe um desafio significativo para mulheres trans e travestis deixarem de ser vistas apenas como objetos de fetiche e serem alvo de amor e afeto genuínos, assumindo papéis de protagonismo em seus próprios relacionamentos amorosos.

A percepção dos(as/es) participantes nos convida a refletir o que Leticia Nascimento (2021) chama de outreridades, quando faz uma releitura de Beauvoir. Ela nos diz sobre a outra na relação da mulher com o homem, mas ressaltando não ser a outra apenas em relação a um ou dois sistemas de dominação, mas uma outra para diversos sistemas. A se pensar em uma ideia de outra, da outra da outra, sendo algo em que as colocam de forma linear, o que Leticia prefere pensar é nas encruzilhadas, algo dinâmico, em movimento, passando pela cisgeneridade, machismo, branquitude, burguesia, norte global, sul e sudeste brasileiro, padrões estéticos magros etc.

O cuidado ao perceber a diferença enfrentada por corpos trans fez se lembrarem também da participante Blossom que por questões de trabalho não pôde participar dos encontros.

As narrativas juvenis dos(as/es) adolescentes sobre seus relacionamentos afetivos e sobre sua sexualidade foram caracterizadas por grande diversidade de configurações. O terceiro núcleo de significação salientou grandes desafios para que adolescentes trans construam relacionamentos afetivo-sexuais aprofundados e marcados por confiança, visibilidade pública, reciprocidade e cumplicidade na nossa sociedade, atravessada por violências transfóbicas cotidianas e pela exigência de expressões binárias de gênero. Para o grupo, esses obstáculos são mais intensos em relações amorosas de mulheres trans com homens cisgênero heterossexuais, ao passo que são alvo de misoginia, além de transfobia, e de processos de hipersexualização e fetichização do corpo trans. As narrativas do grupo reforçam a importância de ações de prevenção, conscientização e enfrentamento de abusos psicológicos, morais e sexuais, além de ações de cuidado e empoderamento de adolescentes trans para que vivenciem suas relações afetivo-sexuais de modo saudável e que seus direitos sejam garantidos.

No tópico a seguir trabalhamos o quarto núcleo de significação construído com o grupo de adolescentes, sistematizando sugestões para que se possa construir um ambiente escolar mais acolhedor à diversidade de pessoas trans.

4.4 "Nós por nós" com os outros: sugestões para a escola, professores, professoras, alunas, alunes e alunos

> Blossom: *Palestra? O povo coloca fone e vai assistir TikTok [...] Aprenda a não errar o pronome, é muito*

importante! [...] No terreiro, eu sou bem-vinda, eu sou amada e tals. Em casa não, eu não sou uma pessoa amada, tipo, sabe? Eu me sinto meio excluída.

Liz: *Eu acho que poderia dar um foco maior como eles lidam com a situação que a gente passa. Por exemplo, quando passei no banheiro (feminino da escola). Eu não tive muito apoio emocional de nenhuma pessoa. Me senti super desacolhida pela escola. Depois,* não falaram nada. Era *como se nada tivesse acontecido [...] por exemplo, eles poderiam ter conversado com meus pais primeiro, conversado com os pais de quem reclamou. No caso, quem falou foram alunas. Podia ter conversado.* Não *precisava disso. E várias outras* coisas. *Chegar em mim e falar: 'olha, você não vai mais usar o banheiro; vai para o masculino' [...] Conhecer a pessoa é muito importante, sabe? Se pôr no lugar dela. [...] acho que não se permitem conhecer a pessoa com esse tipo de preconceito. Porque é um pré conceito. Uma coisa que eles pensam e não se permitem conversar, conhecer. Eles só julgam'.*

O grupo elaborou um conjunto de sugestões para o acolhimento e inclusão de adolescentes trans nas escolas e em nossa sociedade. As sugestões do grupo de adolescentes se mostraram bastante significativas, especialmente quando consideramos que os corpos de crianças e adolescentes trans são significados de modo depreciativo em uma sociedade cis-heteronormativa, como apontado pela literatura (Damaso, 2020; Oliveira, L. M. R. de., 2018; Santos, 2010), e que estudantes trans são alvo constante de exclusões e violências nas escolas (César; Ribeiro, 2009; Santos, 2010).

O grupo entrou em consenso quanto à fragilidade da capacitação dos atores escolares para a promoção do desenvolvimento de pessoas trans, para lidar com a diversidade de gênero e sexualidade e para que sejam mobilizados recursos pedagógicos para o enfrentamento de violência sofridas por pessoas trans nas escolas e na sociedade. Bonato (2019) constatou isso em cursos de Psicologia na região do Paraná, o que se estende para outras regiões e diversas formações.

No DF, existe uma variedade de cursos e formações sobre gênero e diversidade oferecidas pela Escola de Aperfeiçoamento para Profissionais da Educação (Eape), disponível para servidores da SEEDF. Entretanto, de acordo com as narrativas juvenis dos(as/es) adolescentes sobre suas experiências escolares nas escolas públicas do DF, seu cotidiano é marcado por exclusões e transfobia nas escolas, vindas de professores, colegas estudantes e familiares dos estudantes, como vimos nas análises dos capítulos anteriores.

De modo sintético, o grupo sugeriu que:

- os(as) educadores(as) perguntem para os(as/es) estudantes qual seu nome social e seus pronomes de preferência de gênero e os usem no cotidiano escolar, respeitando a singularidade e a diversidade dos(as/es) estudantes trans;

- os(as) educadores(as) conversem mais com os(as/es) adolescentes, conheçam suas vivências, ressignifiquem preconceitos sobre binarismo de gênero, bem como exercitem empatia e solidariedade;

- existam ações pedagógicas que problematizem preconceitos e situações transfóbicas que ocorrem no cotidiano escolar, relacionadas, por exemplo, ao uso do nome social na escola e ao uso de banheiro de preferência do(a/e) estudante trans, para além do tradicional formato de palestras informativas;

- existam ações de formação de educadores que envolvam toda a comunidade escolar, incluindo estudantes, familiares dos(as/es) estudantes, equipe pedagógica e pessoas de referência da comunidade, de modo a contribuir para enfrentar preconceitos e realizar modificações estruturais nas práticas pedagógicas e na nossa sociedade;

- os(as) educadores(as) se comprometam com atividades que oportunizem a visibilidade de pessoas trans e travestis, como forma de desmistificar padrões culturais cis-heteronormativos e mostrar que essas pessoas participam de modo significativo de todos os espaços sociais, incluindo espaços escolares e acadêmicos, esportes, política, artes etc.

De acordo com o grupo, as palestras informativas sobre gênero dadas por pessoas de fora da escola são pouco eficazes e não mobilizam interesse dos(as/es) estudantes. Do ponto de vista sociocultural, entendemos que a transfobia está enraizada em valores e crenças de base afetiva que dificilmente são transformadas apenas por meio de informações transmitidas unidirecionalmente em palestras. O formato de "palestras temáticas monológicas" (Yokoy de Souza, 2012, p. 23) geralmente é pontual, sem continuidade; está desarticulado do cotidiano e das experiências das pessoas; e "pouco trabalha dimensões afetivas, subjetivas e políticas que se articulam no cotidiano" (p. 25). Essa autora defende processos de formação de base reflexiva, crítica, permanente e dialógica para a formação de educadores, para que sejam abordadas questões identitárias, valores, crenças, afetos e subjetividades, para que mudanças nas culturas institucionais aconteçam.

É necessário maior investimento na formação, inicial e continuada, de educadores(as) brasileiros(as/es) para que violências transfóbicas e violações de direito não se perpetuem no ambiente escolar e em nossa sociedade. Com base das narrativas juvenis do grupo e das reflexões de Yokoy de Souza (2012) para a formação permanente de socioeducadores, apontamos para outras possibilidades de formação de educadores, para a garantia de direitos de estudantes trans nas escolas, tais como: rodas para troca de experiências; análise de situações críticas do dia a dia; atividades de promoção da convivência com a diversidade; identificação de potencialidades dentro da comunidade educativa; grupos de reflexão de educadores de diferentes instituições; pesquisas-ação com a participação dos(as/es) estudantes; criação de uma rede de apoio entre estudantes com identidades de gênero dissidentes; dentre outros.

O uso do nome social de pessoas com identidade de gênero dissidentes dentro das escolas já é garantido em âmbito nacional e distrital, inclusive dentro das escolas públicas, como vimos anteriormente (Distrito Federal, 2010, 2017; Brasil, 2018b; Brasil, 2023). O nome social se relaciona a objetivos de garantia dos direitos humanos, além de contribuir para o ingresso, permanência e sucesso escolar dos(as/es) estudantes.

A recente Resolução número 2 do Ministério dos Direitos Humanos e da Cidadania, de 19 de setembro de 2023, estabelece parâmetros para o reconhecimento institucional da identidade de gênero e para a garantia das condições de acesso e permanência de pessoas trans e não binárias em diferentes espaços sociais, inclusive nas instituições de ensino. Orienta a operacionalização do nome social de forma oral e em documentos oficiais; o uso de uniformes, cortes de cabelo, acessórios, e espaços escolares (incluindo banheiros e vestiários) conforme a identidade de gênero dos(as/es) estudantes; além de ações de combate a preconceitos, discriminações e violências (Brasil, 2023).

Além disso, como vimos anteriormente, há décadas, há uma série de leis e normativas (Brasil, 1990, 1996, 2001, 2004, 2010, 2023, dentre outras) que respaldam uma educação orientada à proteção integral, à garantia de direitos, à equidade, à promoção da cidadania, ao reconhecimento da diversidade cultural, sexual e de gênero da população brasileira, à prevenção e ao combate a discriminações e violências contra crianças e adolescentes.

Entretanto, como vimos nas narrativas do grupo, diversos familiares e educadores dos(as/es) adolescentes se recusam a usar seus nomes sociais e questionam suas identidades e suas expressões de gênero. Esse fato evidencia a disputa política e ideológica relacionada aos direitos das pessoas LGBTQIAPN+, como apontado pela literatura recente (Bulgarelli, 2018; Penna, 2018), e a atual correlação de forças entre setores ultraconservadores que pautam um pânico moral e setores que lutam pela garantia de direitos dessas pessoas, por sua visibilidade e cidadania plena.

5

FECHANDO O XIRÊ

O objetivo deste trabalho foi levantar narrativas juvenis sobre como a realidade escolar vivenciada por estudantes adolescentes trans na rede pública do DF interfere nas suas significações sobre a escola e sobre si mesmos(as/es), considerando a garantia de direitos de adolescentes. Para isso, partimos de perspectivas socioculturais de desenvolvimento humano e adolescências; das normativas escolares vinculadas a questões de gênero, contextualizadas na atual conjuntura sociopolítica do país; e de estudos críticos que abordam a experiência subjetiva da transexualidade na adolescência. Entretanto, verificamos que permanece uma lacuna de estudos feitos com crianças e adolescentes trans sobre sua vida acadêmica, que sigam um delineamento genuinamente participativo e não adultocêntrico, e que ofertem um contexto seguro para que essas pessoas possam se expressar de modo significativo.

Verificamos que não há um mapeamento das instituições educacionais da rede pública do DF que tenham em seu quadro de estudantes travestis, transexuais e transgêneros(as/es) e que não há dados sistematizados no Censo Escolar do Ministério da Educação sequer sobre quantos(as/es) estudantes usam nome social nas escolas do país. Essa lacuna de dados contribui para a invisibilização das pessoas trans nos espaços educativos, mesmo que existam normativas e legislações sobre uso de nome social nas escolas (Distrito Federal, 2010, 2017; Brasil, 2023).

Os(as/es) adolescentes que participaram dos encontros constroem significações diversas sobre si mesmos(as/es), que são fortemente canalizadas culturalmente pelas relações que estabelecem com suas famílias, suas comunidades e suas escolas. Eles(as/es) se significaram como estudantes inteligentes, bem-sucedidos, críticos e como estudantes que sofrem negligência nas escolas, onde vivenciam transfobia cotidianamente. Sentem-se pressionados a ter um desempenho escolar maior do que os estudantes cis e a adequar sua expressão de gênero aos padrões cis-heteronormativos para potencializar maior passabilidade. As narrativas juvenis foram repletas de relatos de violências diárias nas famílias e nas escolas, por parte de parentes, professores, colegas de escola e familiares dos demais estudantes.

Tivemos também grande diversidade de experiências vividas pelos(as/es) adolescentes em suas dinâmicas familiares relacionadas a seus processos de transição de gênero e transição social, envolvendo movimentos de aceitação, rejeição ou ambivalência. Os(as/es) adolescentes se significaram como pessoas corajosas e TRANSformadoras, que escolheram tornar pública sua transexualidade, mesmo que ressintam-se do alto preço social e afetivo que precisaram pagar. O grupo também destacou a importância da existência de serviços de apoio psicológico para adolescentes trans e suas famílias, como um contexto de suporte para lidar com os desafios da transição de gênero.

As narrativas dos(as/es) adolescentes sobre seus relacionamentos amorosos e sexualidade foram também caracterizadas pela diversidade. Problematizaram os obstáculos enfrentados pelas pessoas trans no estabelecimento de relações afetivo-sexuais de longa duração e caracterizadas pela confiança, visibilidade pública, reciprocidade e cooperação. Esses desafios se manifestam de forma mais intensa nos relacionamentos amorosos das mulheres trans com homens cisgêneros heterossexuais, em que enfrentam tanto a misoginia quanto a transfobia, além de serem vítimas de processos de hipersexualização e fetichização de seus corpos. As significações e as experiências compartilhadas pelo grupo destacam a importância de ações para prevenir, conscientizar e enfrentar abusos psicológicos, morais e sexuais, além de promover cuidados e empoderamento de adolescentes trans, de modo que possam vivenciar suas relações afetivo-sexuais de forma saudável e que seus direitos sejam garantidos.

ADOLESCÊNCIAS TRANS: NARRATIVAS DE DIVERSIDADE, ACOLHIMENTO E EXCLUSÃO

O grupo de adolescentes teve muitas ideias que ajudariam a criar um ambiente escolar mais inclusivo e acolhedor às suas particularidades e diversidades. Sugeriram que os(as/es) professores(as) perguntem aos alunos os seus pronomes, seus nomes sociais e qual o banheiro que preferem usar, respeitando suas identidades de gênero, e os utilizem na vida escolar diária. Também sugeriram que os(as/es) professores(as) escutem com qualidade, façam orientações individuais com estudantes, e se comuniquem mais com os(as/es) adolescentes, conheçam as suas experiências de vida, tenham uma atitude empática e questionem os próprios estereótipos binários de gênero.

O grupo afirmou a relevância de atividades pedagógicas que façam parte da cultura escolar cotidiana e que ancorem maior visibilidade de pessoas trans em diversos setores da sociedade brasileira, ajudando a ressignificar preconceitos transfóbicos e, preferencialmente, envolvendo estudantes, professores, famílias dos estudantes e pessoas da comunidade. Os(as/es) adolescentes também sugeriram programas continuados de formação de professores(as), de modo a construir uma cultura escolar e valores sociais mais acolhedores à diversidade sexual e de gênero.

Entendemos que essas sugestões do grupo devem ser consideradas para a formulação de políticas públicas destinadas a assegurar a proteção integral e os direitos de adolescentes trans e para a construção de futuras propostas de formação e desenvolvimento profissional de educadores da rede pública de ensino.

Do ponto de vista metodológico, consideramos que o contexto das atividades foi um contexto promotor de desenvolvimento de seus participantes, como abordado por Yokoy de Souza, Branco e Lopes de Oliveira (2008), e que ofertou um contexto seguro para a troca de experiências entre adolescentes; eles(as) relataram ter sido a primeira vez em que tiveram oportunidade de dialogar significativamente com outras pessoas trans. O grupo construído de modo participativo e dialógico fomentou a emergência de vínculos sociais e afetivos verdadeiros comigo e também entre os(as/es) participantes, que decidiram manter contato, mesmo após o fim dos encontros.

Os vínculos de acolhimento e solidariedade estabelecidos no grupo foram relevantes, inclusive, para a mediação de situações em que um(a/e) adolescente sentiu desconforto temporário em discussão sobre violências enfrentadas por pessoas trans e para o acolhimento psicológico que realizei com ela. Vale ressaltar a importância de estar atento aos sinais de conforto/desconforto dos participantes das pesquisas, priorizando seu bem-estar e seus direitos sobre a "coleta de dados".

O grupo focal foi coconstruído, em todas as suas etapas, inclusive em suas análises, com a participação ativa, criativa e deliberativa dos(as/es) adolescentes, inspirados no que Perondi (2021) traz sobre o maior protagonismo juvenil nas pesquisas que envolvam jovens e nas ponderações sobre a qualidade de pesquisas qualitativas e validade comunicativa de Yokoy de Souza, Branco e Lopes de Oliveira (2008). As lentes interpretativas dos(as/es) adolescentes foram valorizadas nas análises desta obra, realizada por mim, uma pessoa adulta, cis e parte da população LGBTQIAPN+.

O material empírico das transcrições do grupo é amplo, profundo e relevante. Para os objetivos deste material, as análises se concentraram em 4 núcleos de significação que foram coconstruídos com os participantes. Para o futuro, pretende-se dedicar a análise de outras significações que não foram objeto deste trabalho, visando à sistematização de novos estudos e publicações.

Para estudos derivados deste trabalho, também intencionamos realizar análises de base interseccional, articulando questões de gênero, classe social e pertencimentos étnico-raciais, que não foram possíveis no intervalo de tempo. As significações construídas pelos(as/es) adolescentes em um trabalho conduzido por um autor adulto e cis nos convidam a refletir sobre o que Letícia do Nascimento (2021, p. 35) chama de "outreridades diversas" ou "Outro do Outro do Outro". Consideramos essencial colocar em movimento interpretações que transitem pela crítica à cis-heteronormatividade, pelos privilégios da branquitude e da burguesia, por lugares de fala decoloniais e subalternos, dentre outras vozes relevantes para pensarmos processos de desenvolvimento na contemporaneidade. Isso é central para reflexões qualificadas sobre as experiências de mulheres trans negras brasileiras de comunidades periféricas, por exemplo, como apontado pelos(as/es) participantes.

Ainda que reconheçamos a forte presença de canalizações culturais que sustentam a transfobia em nossa sociedade e nas escolas brasileiras, em Psicologia Cultural (Branco, 2021; Madureira *et al.*, 2021; Yokoy; Rodrigues, 2021), reforçamos a agência de cada pessoa em desenvolvimento, sejam adultas ou adolescentes, cis, trans ou não binárias. Dessa forma, entendemos que educadores e educandos podem exercer um papel ativo, criativo, engajado politicamente, e transformador da cultura escolar.

Nesse sentido, as sugestões ofertadas neste livro pelo grupo de adolescentes sinalizam ações relevantes na direção da construção de um projeto de sociedade inclusiva, democrática, diversa e garantidora de direitos. Esperamos ter contribuído para a construção de recursos que orientem práticas educacionais voltadas à garantia de direitos e à promoção do desenvolvimento integral de adolescentes trans no Brasil, especialmente o seu direito à educação e sua inclusão escolar e social. Para o futuro, entendemos que essas sugestões podem subsidiar materiais pedagógicos (ex: cartilhas informativas) e programas de formação continuada de educadores a respeito de diversidade sexual e de gênero.

REFERÊNCIAS

AGUIAR, Wanda Maria Junqueira de; BOCK, Ana Mercês Bahia; OZELLA, Sergio. A orientação profissional com adolescentes: um exemplo de prática na abordagem sócio-histórica. *In:* BOCK, Ana M. Bahia; GONÇALVES, M. Graça M.; FURTADO, Odair (org.). **Psicologia Sócio-Histórica**: uma perspectiva crítica em psicologia. **São Paulo: Cortez**, 2001. p. 163-178.

AGUIAR, Wanda Maria Junqueira de; OZELLA, Sergio. Apreensão dos sentidos: aprimorando a proposta dos núcleos de significação. **Revista Brasileira de Estudos Pedagógicos**, Brasília, DF, v. 94, n. 236, p. 299-322, jan./abr. 2013.

AGUIAR, Wanda Maria Junqueira de; OZELLA, Sergio. Núcleos de Significação como Instrumento para a Apreensão da Constituição dos Sentidos. **Psicologia**: Ciência e Profissão, Brasília, DF, v. 26, n. 2, p. 222-245, 2006.

AKOTIRENE, Carla. **Interseccionalidade**. São Paulo: Sueli Carneiro; Polém, 2019.

AMARAL, Rosana Carvalho Bastos; LIMA, Deyvison Rodrigues. Judith Butler sobre o gênero: as performances e os corpos estranhos. **Kínesis**, Marília, v. XIV, n. 36, p. 444-463, 2022.

ARAÚJO, Beatriz; BRITO, José; NETO, Vital. Cresce 300% o uso de nome social nas escolas públicas na última década. **CNN Brasil**, São Paulo, 13 abr. 2022. CNN no Plural +. Disponível em: https://www.cnnbrasil.com.br/nacional/cresce-300-o-uso-de-nome-social-nas-escolas-publicas--na-ultima-decada. Acesso em: 30 out. 2023.

BENEVIDES, Bruna G. **Dossiê**: assassinatos e violências contra travestis e transexuais brasileiras em 2023. Brasília: Distrito Drag: Associação Nacional das Travestis e Transsexuais, 2023.

BARBOUR, Rosaline. **Grupos focais**. Porto Alegre: Artmed, 2009. (Coleção Pesquisas qualitativas).

BARREIRA, Marília Maia Lincoln; MAIA, Luciana Maria. Ações Ciberativistas LGBTQIA+ no YouTube: Identidades e Minorias Ativas. **Psicologia:** Ciência e Profissão, Brasília, DF, v. 42, p. e242166, 2022.

BATISTA, Adriana Beatriz. A solidão da mulher trans. **Geledés**, São Paulo, 6 ago. 2022. Disponível em: https://www.geledes.org.br/a-solidao-da-mulher-trans/. Acesso em: 15 abr. 2024.

BENTO, Berenice. Transexuais, corpos e próteses. **Labrys**: Estudos Feministas, [s. l.], n. 4, não paginado, ago./dez. 2003. Disponível em: https://www.labrys.net.br/labrys4/textos/berenice1.htm. Acesso em: 20 jan. 2022.

BENTO, Berenice. Disforia de gênero: geopolítica de uma categoria psiquiátrica. **Direito & Práxis**, Rio de Janeiro, v. 7, n. 15, p. 496-536, 2016. Disponível em: https://www.e-publicacoes.uerj.br/revistaceaju/article/view/25170. Acesso em: 7 maio 2024.

BONATO, Fernanda Rafaela Cabral. **A formação científica sobre sexualidade nos cursos de graduação em Psicologia da região de Curitiba**. Dissertação (Mestrado em Psicologia) – Universidade Federal do Paraná, Curitiba, 2019.

BRANCO, Angela Uchoa. Cultura e processos afetivo-semióticos na investigação científica do desenvolvimento moral. *In*: MADUREIRA, Ana Flávia do Amaral; BIZERRIL, José. **Psicologia & Cultura**. São Paulo: Cortez , 2021. p. 60-86.

BRASIL. [Constituição (1988)]. **Constituição da República Federativa do Brasil**. Brasília, DF: Presidência da República, [2022]. Disponível em: http://www.planalto.gov.br/ccivil_03/leis/L8069.htm. Acesso em: 14 set. 2022.

BRASIL. **Lei nº 8.069, de 13 de julho de 1990**. Dispõe sobre o Estatuto da Criança e do Adolescente e dá outras providências. Brasília, DF: Presidência da República, 13 jul. 1990. Disponível em: http://www.planalto.gov.br/ccivil_03/leis/L8069.htm. Acesso em: 13 set. 2022.

BRASIL. **Lei nº 9.394, de 20 de dezembro de 1996.** Estabelece as diretrizes e bases da educação nacional. Brasília, DF: Presidência da República: Ministério da Educação, 1996.

BRASIL. Ministério da Educação e Desporto. Secretaria De Educação Fundamental. **Parâmetros curriculares nacionais.** Brasília, DF: MEC: SEF, 1997.

BRASIL. **Lei Federal nº 10.172, de 9 de janeiro de 2001.** Plano Nacional de Educação. Brasília, DF: Presidência da República: MEC, 2001.

BRASIL. **Lei nº 10.639 de 2003.** Dispõe a necessidade de trabalhar conteúdos de História e Cultura Afro-brasileira no ensino público e privado brasileiro. Brasília, DF: Presidência da República, 2003.

BRASIL. Ministério da Saúde. Conselho Nacional de Combate à Discriminação. **Brasil Sem Homofobia:** Programa de combate à violência e à discriminação contra GLTB e promoção da cidadania homossexual. Brasília, DF: Ministério da Saúde, 2004.

BRASIL. **Lei nº 11.645, de 10 de março de 2008.** Altera a Lei no 9.394, de 20 de dezembro de 1996, modificada pela Lei no 10.639, de 9 de janeiro de 2003, queas diretrizes e bases da educação nacional, para incluir no currículo oficial da rede de ensino a obrigatoriedade da temática "História e Cultura Afro-Brasileira e Indígena". Brasília, DF: Presidência da República, 2008.

BRASIL. Resolução CNE/CEB nº 4, de 13 de julho de 2010. Define Diretrizes Curriculares Nacionais Gerais para a Educação Básica. **Diário Oficial da União,** Brasília, DF, 14 de julho de 2010, Seção 1, p. 824-828.

BRASIL. **Caderno "Escola sem homofobia".** Brasília, DF: Ministério da Educação, 2011.

BRASIL. **Lei nº 13.005, de 25 de junho de 2014.** Aprova o Plano Nacional de Educação (PNE) e dá outras providências. Brasília, DF: Presidência da República, 2014.

BRASIL. **Lei nº 13.257, de 08 de março de 2016.** Dispõe sobre as políticas públicas para a primeira infância. Brasília, DF: Presidência da República, 2016. Disponível em: https://www.planalto.gov.br/ccivil_03/_ato2015-2018/2016/lei/l13257.htm. Acesso em: 1 jun. 2023.

BRASIL. **Base Nacional Comum Curricular.** Brasília, DF: Ministério da Educação, 2018a.

BRASIL. Ministério da Educação. Conselho Nacional de Educação. **Resolução nº 01, de 19 de janeiro de 2018.** Define o uso do nome social de travestis e transexuais nos registros escolares. Brasília, 2018b. Disponível em: https://normativasconselhos.mec.gov.br/normativa/view/CNE_RES_CNECPN12018.pdf. Acesso em: 18 maio 2023.

BRASIL. Resolução nº 2, de 19 de setembro de 2023. Estabelece parâmetros para garantia das condições de acesso e permanência de pessoas travestis, mulheres e homens transexuais, e pessoas transmasculinas e não binárias. **Diário Oficial da União**, Brasília, DF, 22 de setembro de 2023, Sessão 1, p. 228-229.

BULGARELLI, Lucas. Moralidades, direitas e direitos LGBTI nos anos 2010. *In:* GALEGGO, Esther Solano (org.). **O ódio como política**: a reinvenção da direita no Brasil. São Paulo: Boitempo, 2018. p. 114-121.

CALLIGARIS, Contardo. **A Adolescência.** São Paulo: Publifolha, 2000.

CÉSAR, Maria Rita de Assis. Gênero, sexualidade e educação: notas para uma "Epistemologia". **Revista Educar**, Universidade Federal do Paraná, Curitiba, n. 35, p. 37-51, 2000.

CONSELHO FEDERAL DE PSICOLOGIA. **Resolução nº 1 de 29 de janeiro de 2018.** Estabelece normas de atuação para as psicólogas e os psicólogos em relação às pessoas transexuais e travestis. Brasília, DF: CFP, 2018.

COSTA RODRIGUES, Júlia Naomí. Passabilidade e possibilidades. Dissertação (Mestrado em Psicologia) – Universidade Federal do Maranhão, São Luís, 2023.

CRIANÇAS trans: superando preconceitos e desafios. [*S. l.: s. n.*], 6 set. 2023. 1 vídeo (14 min). Publicado pelo canal Saúde da Infância. Disponível em: https://www.youtube.com/watch?v=Lnz-iPqdYoE. Acesso em: 12 nov. 2023.

DAMASO, Ana Carolina. **Crianças trans na Educação Infantil**: celebrando as diferenças das pequenas crianças fugitivas dos gêneros. 2020. Dissertação (Livre Docência em Psicologia) – Universidade de São Paulo, São Paulo, 2020. Disponível em: https://www.researchgate.net/publication/344244016_Criancas_trans_na_Educacao_Infantil_celebrando_as_diferencas_das_pequenas_criancas_fugitivas_dos_generos. Acesso em: 2 fev. 2022.

DEPARTAMENTO INTERSINDICAL DE ESTATÍSTICA E ESTUDOS SOCIOECONÔMICOS. **As dificuldades das mulheres chefes de família no mercado de trabalho**. São Paulo: DIEESE, 2023. (Boletim Especial - 8 de março: Dia da Mulher). Disponível em: https://www.dieese.org.br/boletimespecial/2023/mulheres2023.pdf. Acesso em: 18 abr. 2024.

DESSEN, Maria Auxiliadora; COSTA JÚNIOR, Áderson Luiz. **A ciência do desenvolvimento humano**: tendências atuais e perspectivas futuras. Porto Alegre: Artmed, 2008.

DIAS, Cláudia Augusto. Grupo focal: técnica de coleta de dados em pesquisas qualitativas. **Informação & Sociedade**, João Pessoa, v. 10, n. 2, 2000.

DISTRITO FEDERAL. Secretaria de Estado de Educação do Distrito Federal. **Portaria nº 13, de 09 de fevereiro de 2010**. Determina a inclusão do nome social de travestis e transexuais nos respectivos registros escolares de todas as instituições educacionais da rede pública de ensino do Distrito Federal. Publicada no Diário Oficial do Distrito Federal, ano XLIII, Nº 29, em 10 de fevereiro 2010.

DISTRITO FEDERAL. Lei nº 4.990, de 12 de dezembro de 2012. Regula o acesso a informações no Distrito Federal. **Diário Oficial do Distrito Federal**, n. 252, 13 dez. 2012, p. 1-5.

DISTRITO FEDERAL. Decreto n .º 37.982, de 30 de janeiro de 2017. Dispõe sobre o uso do nome social e o reconhecimento da identidade de gênero de pessoas trans – travestis, transexuais e transgêneros – no âmbito da Administração Pública direta e indireta do Distrito Federal. **Diário Oficial do Distrito Federal**, n. 22, de 31 jan. 2017, p. 1, col. 1.

DOMINGUES, Carla Magda Allan Santos; ALVARENGA, Augusta Thereza de. Identidade e sexualidade no discurso adolescente. **Revista Brasileira de Crescimento e Desenvolvimento humano**, São Paulo, v. 7, n. 2, p. 32-68, 1997.

FAVERO, Sofia. **Crianças trans**: infâncias possíveis. Salvador: Devires, 2020a.

FAVERO, Sofia. **Crianças Trans?** A produção da infância como evidência do gênero. 2020. Dissertação (Mestrado em Psicologia Social e Institucional) – Universidade Federal do Rio Grande do Sul, Porto Alegre, 2020b.

FOI MAL. Intérprete: Urias. Compositores: Mafalda Hodarim; Rodrigo Gorky; Turbotito; Urias; e Zebu. *In:* Fúria. Intérprete: Urias. Los Angeles: Selo Mataderos, 2022.

FOUCAULT, Michel. **A história da sexualidade**: a vontade de saber. Rio de Janeiro: Graal, 1999. 1 v.

FREIRE, Paulo. A escola: poema. **Rizoma freiriano**, [*s. l.*], v. 8, não paginado, 2010. Disponível em: http://www.rizoma-freireano.org/poema0808/a-escola-paulo-freire. Acesso em: 21 jan. 2022.

FROTA, Ana Maria Monte Coelho. Diferentes concepções da infância e adolescência: a importância da historicidade para sua construção. **Estudos e pesquisas em psicologia**, Rio de Janeiro, v. 7, p. 147-160, abr. 2007.

FUNDAÇÃO ASSOCIAÇÃO BRASILEIRA DOS FABRICANTES DE BRINQUEDOS. **Cenário da Infância e Adolescência no Brasil**: 2023. São Paulo: Fundação ABRINQ, 2023. Disponível em: https://www.fadc.org.br/sites/default/files/2023-03/cenario-da-infancia-e-adolescencia-no--brasil-2023.pdf.pdf. Acesso em: 20 maio 2023.

GONZÁLEZ, Rey. **Epistemologia cualitativa y subjetividad**. São Paulo: EDUC, 1997.

GODOY, Arilda Schmidt. Pesquisas qualitativas: tipo fundamentais. **Revista de Administração de Empresas (ERA)**, São Paulo, v. 35, n. 3, p. 20-29, maio/jun. 1995.

GONÇALVES, Mariluci Vieira Gomes de Souza; FRANCO, Neil. Olhares e abordagens sobre crianças trans. **Journal Health NPEPS**, [*s. l.*], v. 4, p. 1-20, 2019.

INSTITUTO BRASILEIRO TRANS DE EDUCAÇÃO. **Observatóriotrans. org**, [*s. l.*], 2022. Disponível em: https://observatoriotrnas.org/biblioteca. Acesso em: 1 jun. 2023.

JESUS, Jaqueline Gomes de. Crianças trans: memórias e desafios teóricos. *In:* SEMINÁRIO INTERNACIONAL ENLAÇANDO SEXUALIDADES, 3., Salvador, 2013. **Anais** [...],Salvador: Universidade do Estado da Bahia, 2013. v. 1, p. 1-14. Disponível em: http://www.uneb.br/enlacandosexualidades/files/2013/06/Crian%C3%A7astrans-mem%C3%B3rias-e-desafios-te%C3%B3ricos.pdf. Acesso em: 19 jan. 2022.

KILOMBOLA, Djankaw. Poéticas da Travesti Quilombola. **Bajubás poéticas da travesti quilombola**. São Paulo: Hecatombe, 2023.

LEITE, Sergio Antônio S. **Afetividade e práticas pedagógicas**. São Paulo: Casa do Psicólogo, 2006.

LINS, Ana Paola de Castro e. **A identidade de gênero da criança e do adolescente trans e a efetivação do dever parental de cuidado**. 2023. Tese (Doutorado em Direito) – Universidade de Fortaleza, Fortaleza, 2023. Disponível em: https://www.mpsp.mp.br/portal/page/portal/documentacao_e_divulgacao/doc_biblioteca/bibli_servicos_produtos/BibliotecaDigital/BibDigitalLivros/TodosOsLivros/Ana-Paola-de-Castro-e-Lins.pdf. Acesso em: 15 abr. 2024.

MADUREIRA, Ana Flávia do Amaral; BIZERRIL, José. **Psicologia e cultura**: teoria, pesquisa e prática profissional. São Paulo: Cortez, 2021a.

MADUREIRA, Ana Flávia do Amaral; HOLANDA, João Mendes Gomes Brasil; PAULA, Luciana Dantas; FONSECA, Jordana Viana Carvalho. Gênero e sexualidade na escola: processos identitários, diversidade e preconceito na perspectiva da psicologia cultural. *In*: MADUREIRA, Ana Flávia do Amaral; BIZERRIL, José. **Psicologia & Cultura**. São Paulo: Cortez , 2021b. p. 209-241.

MARTINS, Elisa. Trans: quando ter um banheiro é um privilégio que exige luta. **O Globo**, Rio de Janeiro, 20 jan. 2023. Disponível em: https://oglobo.globo.com/brasil/noticia/2023/01/falta-de-regulamentacao--cria-vacuo-juridico-sobre-uso-de-banheiros-por-pessoas-trans.ghtml. Acesso em: 30 out. 2023.

McCALLUM, Cecilia. Nota sobre as categorias "gênero" e "sexualidade" e os povos indígenas. **Cadernos Pagu**, n. 41, p. 53-61, 2013.

MOTA, Vinicius de Oliveira. Escolas cívico militares do Distrito Federal: gênero, sexualidade e diversidade em seus projetos pedagógicos. **Revista do CEAM**, Brasília, [2025?]. No prelo.

NANTES, Flávio Adriano. Diálogos TRANSversais: a travesti quer um beijo. **Revista Rascunhos Culturais**, Coxim, v. 12, n. 24, p. 11-38, jul./dez. 2021.

NASCIMENTO, Letícia. **Transfeminismo**. São Paulo: Jandaíra, 2021.

NUNES, Thamirys. **Vivências reais de crianças e adolescentes transgêneres dentro do sistema educacional brasileiro**. Curitiba: IBDSEX, 2021. Disponível: https://unaids.org.br/wp-content/uploads/2022/01/2021_GrupoDignidade_VivenciasCriancasTransEducacao.pdf. Acesso em: 10 abr. 2024.

OLIVEIRA, Luciana Maria Ribeiro de. Maria/Pedro: um estudo sobre vivências, identificações e variações de gênero no período da infância. **Revista Brasileira de Sociologia da Emoção**, João Pessoa, v. 17, p. 81-96, 2018.

OLIVEIRA, Megg Rayara Gomes de. Trejeitos e trajetos de gayzinhos afeminados, viadinhos e bichinhas pretas na educação. **Revista Periódicus**, Salvador, v. 1, p. 161, 2018.

PENNA, Fernando. O discurso reacionário de defesa de uma "escola sem partido". *In:* GALEGGO, Esher Solano (org.). **O ódio como política**: a reinvenção da direita no Brasil São Paulo: Boitempo, 2018. p. 129-134.

PERONDI, Maurício. Possibilidades de construção de uma metodologia participativa de pesquisa com jovens. **Revista Educação, Cultura e Sociedade**, Cáceres, v. 11, n. 1, p. 103-119, 2021.

PIRES, Pedro; ZARAGOZA, Paula. Reflexões à volta de famílias de adolescentes trans. *In:* VILA-REAL, Ângela; PERPÉTUO, Catarina. **Livro de Atas**: I Jornadas Trans da IA: Identidades e Afetos Associação. Lisboa, Portugal: Instituto Universitário de Ciências Psicológicas, Sociais e da Vida, 2023. p. 45-55. Disponível em: https://repositorio.ispa.pt/bitstream/10400.12/9509/1/JornadasTrans.pdf#page=45. Acesso em: 10 abr. 2024

RODRIGUES, Dayane Silva; LOPES DE OLIVEIRA, Maria Cláudia Santos. Grupo como dispositivo socioeducativo: Pesquisa-intervenção com adolescentes em cumprimento de prestação de serviço à comunidade. **Revista de Psicologia**, Fortaleza, v. 9, n. 1, p. 30-41, 2018.

SANTOS, Dayana Brunetto Carlin dos. **Cartografias da transexualidade**: a experiência escolar e outras tramas. 2010. Dissertação (Mestrado em Educação) – Universidade Federal do Paraná, Paraná, 2010.

SCLIAR, Moacyr. **Um país chamado infância**. São Paulo: Ática, 1995.

SILVA, Alexsander Lima da; OLIVEIRA, Adélia Augusta Souto de. Transexualização em narrativas de histórias de vida sobre a infância. **Estudos e pesquisas em psicologia**, Rio de Janeiro, v. 15, n. 2, p. 484-508, 2015.

SOARES, Wellington. Conheça o "kit gay" vetado pelo governo federal em 2011. **Nova Escola**, [*s. l.*], 1 fev. 2015. Disponível em: https://novaescola.org.br/conteudo/84/conheca-o-kit-gay-vetado-pelo-governo-federal--em-2011. Acesso em: 20 maio 2023.

SOUZA, Renata. 77% dos jovens transgêneros sofrem transfobia no ambiente escolar, diz estudo. **CNN Brasil**, Rio de Janeiro, 16 dez. 2021. CNN no Plural +. Disponível em: https://www.cnnbrasil.com.br/nacional/

estudo-diz-que-77-de-criancas-e-adolescentes-sofrem-transfobia-no-
-ambiente-escolar/. Acesso em: 30 out. 2023.

UNICEF. **Múltiplas Dimensões da Pobreza na Infância e na Adolescência no Brasil**. Nova Iorque: Unicef: ONU, [2023].Disponível em: https://www.unicef.org/brazil/media/22676/file/multiplas-dimensoes-da-pobreza-na-infancia-e-na-adolescencia-no-brasil.pdf. Acesso em: 20 maio 2023.

VALENTINA. Direção: Cássio Pereira dos Santos. Produtoras: Campo Cerrado, Carriola Filmes e Kocria Audiovisual. Belo Horizonte-MG, 2020.

YOKOY, Tatiana; RODRIGUES, Dayane. Adolescências brasileiras e vulnerabilidades. *In:* BISINOTO, Cynthia *et al.* **Socioeducação como meio de responsabilização e emancipação de adolescentes**. Brasília: Universidade de Brasília, 2021. p. 6-42.

YOKOY DE SOUZA, Tatiana; BRANCO, Angela Maria Cristina Uchoa de Abreu; LOPES DE OLIVEIRA, Maria Claudia Santos. Pesquisa qualitativa e desenvolvimento humano: aspectos históricos e tendências atuais. **Fractal**: Revista de Psicologia, Rio de Janeiro, v. 20, p. 357-376, 2008.

YOKOY DE SOUZA, Tatiana. **Processos de desenvolvimento de educadores sociais do sistema de medidas socioeducativas**: indicadores de formação. 2012. Tese (Doutorado em Psicologia) – Universidade de Brasília. Brasília, 2012.

YORK, Sara Wagner. **Tia, você é um homem?** Trans da/na educação: desafiando e ocupando os *"cis*temas" de Pós-Graduação. 2020. Dissertação (Mestrado em Educação) – Universidade do Estado do Rio de Janeiro, Rio de Janeiro, 2020. 185p.

ZERBINATI, João Paulo; BRUNS, Maria Alves de Toledo. A família de crianças transexuais: o que a literatura científica tem a dizer? **Pensando famílias**, Porto Alegre, v. 22, n. 2, p. 37-51, dez. 2018.